20년 당뇨 이렇게 극복했다!

이경록 감수
김태호 지음

BF북스
BARRIER FREE BOOKS

감수의 글

생활습관을 바꾸면 당뇨에서 벗어날 수 있다

우연한 기회에 백봉 김태호님의 당뇨체험기를 접하게 되었다. 이 책은 당뇨에 대한 해박한 지식과 쉬운 설명과 함께 직접 당뇨를 경험한 본인의 체험기로서, 처음 당뇨를 진단받은 사람이나 이미 오래된 당뇨로 치료 중에 있는 모두에게 도움이 될 것이다. 특히 당뇨를 처음 진단받고 앞으로 어떻게 해야 할지 막막한 사람들에게 좋은 참고서가 될 것으로 생각된다.

최근 우리나라도 당뇨대란이라 할 만큼 당뇨발병률이 급상승하고 있다. 1970년대 전체인구의 1~3% 이하였던 당뇨가 1980년대 3~10%로 증가하였으며, 1990년대 후반에 조사한 보고에 의하면 40대 이상에서 미국 당뇨병학회 및 세계보건기구에서 정한 당뇨기준에 의한 당뇨가 13~18%까지 증가된 것으로 보고되고 있다.

이것은 유럽이나 가까운 일본 및 동남아시아 국가에서도 같은 현상으로 나타나며, 이것은 경제 발전에 따른 칼로리 섭취의 증가와 교통 및 기기의 발달로 인한 운동량의 감소, 비만인구의 증가, 산업화와 도시화에 따른 환경오염 등과 관계가 있는 것으로 생각된다. 또한 최근에는 40대 이상 연령에서 당뇨병 인구가 20% 이상이며, 연령 증가에 따라 증가하고 있는 것으로 평가 되고 있다.

실제로 주위에서 가족이나 친지 중에 당뇨를 진단받거나 치료 중에 있는 사람을 쉽게 찾아볼 수 있다. 그러나 당뇨의 치료는 병의 시기별, 동반질환의 종류, 합병증 유무에 따라, 각기 목표혈당이 달라지며 그에 따른 치료도 달라질 수 있다. 당뇨는 유전과 후천적 환경 및 불규칙한 생활습관에서 오는 것으로, 초기에 혈당 관리를 철저히 한다면 당뇨의 악화 및 합병증의 발병을 늦추거나 막을 수 있는 것으로 밝혀지고 있으며, 생활 및 식사관리를 철저히 한다면 당뇨에서 벗어날 수도 있을 것이다.

또한 개인차가 있으므로 여러 가지 약제 및 운동·식사 등을 본인에 맞게 성실히 수행한다면 당뇨가 더 이상 삶을 힘들게 하는 것이 아닌 새로운 시작과 희망으로 변할 수 있다는 백봉님의 생각에, 다른 곳에서는 배울 수 없는 희망과 용기를 얻을 수 있을 것이다. 당뇨인들이 모두 즐겁게 혈당을 조절하며 삶에 활기를 찾아가는데 이 책이 희망을 주고 도움이 되기를 기대한다.

진단초기에는 책도 찾아보고 당뇨에 대해 연구하며 운동도 열심히 하고 식사도 조절하며 열심을 나타낸다. 그러나 2~3개월이 흐르면서 마음가짐이 해이해지고 느슨해져 진단 전의 생활로 돌아가는 경우가 많다. 또한 효과가 입증되지 않은 치료법에 시간과 돈을 낭비하는 경우도 많이 보게 된다. 이럴 때 같이 토론하고 의논하며 초심을 기억하게 하는 모임(당뇨클럽 :www.hidang.com)이 있다는 것도 초보 당뇨인들에게 큰 힘이 될 거라 생각한다.

서로를 격려하며 각자의 체험을 나누는 것은 좋은 일이다. 좋은 점을 배우고 실천하면서 당뇨를 극복해 가는 이런 모임이 많아지고 또 이렇게 모임의 결과를 책으로 만들어 많은 사람과 함께 공유 할 수 있는 기회가 더 많아지기를 바란다. 서로의 체험을 나누며 좀 더 새로운 방법을 찾아 그것을 실천해 간다면 합병증과 그로 인한 고통으로부터 해방될 수 있다고 생각된다. 많은 당뇨인들의 건승을 빈다.

2009년 4월

이경록 (수지 삼성병원 진료 부장)

당뇨는 불치병이 아니다

세상만사는 모두가 인연이며, 이 책을 만나게 된 것은 행운의 인연이다. 당뇨는 남이 고쳐주는 것이 아니라 자신이 스스로 고치는 것인데… 그 방법을 잘 모르는 초보 당뇨인들은 어떻게, 어디서부터 손을 써야 할지를 몰라 당황하는 경우가 많다. 이런 사람들에게는 저자의 20년 당뇨체험기가 동병상련의 입장에서 다소 수긍이 가거나 더러는 동의하는 부분도 있을 것이다.

저자는 1945년생으로, 건강엔 늘 자신을 가지고 살아 왔지만 1990년 봄, 당뇨판정을 받은 후 한동안 수많은 고통과 시련을 겪으며, 의욕상실과 좌절로 실의에 빠진 삶을 전전긍긍하며 살아왔다. 그러나 지금은 자연요법으로 당뇨에서 벗어나, 활기 넘치고 보람찬 제2의 삶을 건강하고 즐겁게 살아가고 있다.

당뇨는 못 고치는 병이 아니다. 음식과 생활습관

이 잘못되어서 생긴 고칠 수 있는, 대사장애 현상이다. 굳이 병(病)자를 넣어서 말을 만들자면 생활습관병 · 식원병(食原病) · 게으름병으로서, 우리가 먹은 음식물로부터 흡수된 포도당이 혈관에 머물러 있지 않고 세포 내로 잘 들어갈 수 있도록, 잘못된 음식습관과 생활방식을 본래의 방법대로 바꾸어만 주면 되는 것이다.

그러나 초기에 잡지 못하고 방치하면 합병증으로 생명을 잃을 수도 있는 무서운 난치병이므로 방심해선 안 된다. 또한 한번 당뇨를 경험한 사람은 늘 주의를 해야 하며, 정상수치로 돌아온 후에도 관리를 소홀히 하면 언제든지 재발하여 만병의 근원이 되기도 한다.

이 책의 내용은 저자가 운영하는 인터넷 홈페이지 당뇨클럽(www.hidang.com)의 내용들을 발췌하여 여기에 옮긴 것이다. 그동안 당뇨클럽에서는 많은 사람들이 당뇨를 극복하고 정상적인 생활을 하고 있지만, 인터넷을 잘 모르는 사람들로부터 "책으로 출간을 해 줄 수가 없겠느냐?"는 요청이 많아 이렇게 책으로 펴내게 되었다.

본문 중에서 [1부 : 당뇨 이야기]와 [2부 : 당뇨치료]에 있는 내용은 하나도 빠뜨리지 말고 꼼꼼히 정독한 후 그대로 잘 응용 · 활용한다면 누구나 당뇨로부터 해방되는 기쁨을 경험할 수 있을 것이다. 특히 혈당관리가 잘 안되거나, 식이요법 · 운동요법을 하기 어려운 사람들은 [오후불식요법] [환원수요법] [효소요법]을 참고하기 바라며, 이 책은 당뇨가 없는 건강한 사람들도 한번쯤 읽어두면 건강관리에 도움이 될 것이다. 좋은 인연 · 좋은 기회가 되기를 바란다.

글 쓰는 재주가 없어서 문맥이 딱딱하고 어색한 곳이 많으나 글 쓰는 전문가가 아님을 이해하고 읽어줬으면 좋겠다. 끝으로 이 책이 출판되기까지 수고해 주신 '도서출판 다문'의 김영진 이사님께 감사를 드리고, 감수를 맡아주신 이경록 수지 삼성병원 진료 부장님께도 심심한 사의를 표한다.

2009년 4월

백봉(白峰) 김태호(金泰澔)

차 례

1부 당뇨 이야기

2부 당뇨치료

3부 당뇨상식

4부 당뇨를 이긴 사람들의 이야기

저자의 당뇨탈출 체험기

하늘을 보고 땅을 보고

당뇨를 만나기 전, 나는 병원 한번 가지 않을 만큼 정말 건강하게 살아 왔다. 그러던 1990년 봄, 사업 확장을 위해 10년 넘게 운영해 오던 임대공장을 청산하고 2,000여 평의 땅을 새로 매입하여 공장을 신축하게 되었다. 당시 나는 몸이 좀 비만하여 "옳다, 공장신축 기회를 이용하여 다이어트나 좀 해보자."란 생각으로 신축현장을 열심히 뛰어 다니면서 채소요법(밥은 먹지 않고 채소만 먹음)을 하였다. 6개월쯤 지나니까 체중이 15kg이나 줄어들기에 "드디어 다이어트에 성공했나보다." 생각하고, 만나는 사람마다 "채소요법이 체중감량에 좋으니 당신도 한번 해보라."고 권하며 다녔다.

그런데 그때부터 만성피로가 계속되면서 현기증이 나고 목이 마르며 소변이 잦고 체력이 극도로 쇠

약해졌다. 나중엔 일을 할 수가 없을 정도였으나, "다이어트로 인한 일시적인 현상이겠지."라고 생각하며 더욱더 열심히 공사현장을 뛰어 다니고 채소요법을 계속하였다. 8개월 후, 공장이 완공되어 가동에 들어간 다음, 계속되는 피로를 도저히 견딜 수가 없어 병원을 찾았다. 식전혈당 350mg/dℓ · 식후2시간 혈당 496mg/dℓ으로 당뇨판정을 받았으며 의사님은 당장 입원을 해야 한다고 강요하였다.

당뇨의 원인을 분석해보면 수년전부터 누적된 불규칙한 생활로 인하여 나도 모르게 내면적으로 진행되어 왔겠지만, 특히 공장 신축공사로 인한 극심한 정신적 스트레스와 육체적 과로, 그리고 채소요법으로 인한 영양불균형이 더 큰 원인이 아닌가 싶다. 어쨌든 충격에서 벗어나지 못한 나는 하늘이 무너지는 듯, 지금까지 쏟아왔던 회사에 대한 애정도 한 순간에 허망해 지면서, 가족들의 얼굴이 하나 둘 뿌우연 시야에서 어른거렸다. 별별 생각으로 마음을 잡지 못하고 보름동안을 방황하며 고뇌의 나날을 보냈지만, 그런다고 해결되는 일이 아니라 생각되어, 마음을 다져 먹고 담당 의사님과 마주앉았다.

의사님은 처음부터 인슐린을 투여하자고 했지만

나는 그때 당뇨에 대한 상식이 전무하여 인슐린 주사를 맞으면 모든 것이 끝나는 마지막 단계인 줄로만 알고 한사코 인슐린 투여를 거부하였다. 나의 고집으로 '경구혈당강하제'만으로 1년 가까이 병원치료를 받았으나, 당뇨에 대한 상식 부족과 사업여건 상 불가피한 과음 · 과식 · 과로 등 무절제하고 불규칙한 생활을 하다 보니 식전혈당 200 mg/dℓ · 식후2시간 혈당 300mg/dℓ 이하로 내려오지를 않았다.

지푸라기라도 잡고 싶은 심정으로 산삼 · 장뇌삼 · 봉황삼 · 홍삼 · 화살나무 · 겨우살이 · 누에가루 · 계피가루 · 해당화 뿌리 · 뽕나무 뿌리 · 차가버섯 · 상황버섯 · 아가리쿠스 · 독사구더기 먹인 토종닭 · 유황오리 · 음양곽 먹인 염소 · 흰 굼벵이 · 토종 가시오가피 · 알로에 · 스쿠알렌 · 키토산 · 당뇨호박 · 달맞이꽃 종자유 · 달개비풀 · 침 · 뜸 · 한약 등, 이루 셀 수조차 없는 300가지 이상의 당뇨에 특효하다는 약과 건강식품을 1억원 이상 먹어 보았지만 일시적인 효과만 있을 뿐, 당뇨를 근본적으로 해결하지는 못했다.

당뇨치료는 자연요법(정신요법·식이요법·운동요법) 뿐이다

이래서는 안 되겠다는 생각으로 그 후 당뇨에 대한 공부를 하기 시작하여 자연요법을 집중적으로 실천하게 되었으며, 그로 인해 생활에 불편이 없을 정도로 혈당이 조절된 적도 있었다. 그렇지만 제조업체의 생리상, 바쁘게 살아가야 하는 나에게 자연요법이 결코 쉬운 일은 아니었다.

바쁘다는 핑계로 자연요법을 게을리 하게 되면 다시 혈당이 올라갔으며, 혈당이 올라가면 자연요법을 다시 시작했다가, 혈당이 내려오면 또 게을리 하고, 또 시작하고, 또 게을리 하고…를 수 없이 반복하면서 지내던 중 1998년 12월! 청천벽력과도 같은 충격적인 사건이 터지고부터 혈당은 걷잡을 수 없이 치솟기만 했다.

18년간 심혈을 기울여 자식처럼 키워온 회사(천재지변이 없는 한 부도가 나지 않을 회사라고 자타가 공인하던 중견 중소기업으로서 기계제조 수출업체)가 IMF의 여파로 부도를 맞게 되었다. 은행부도 후 자금악화 등 경영상의 어려움과 스트레스 · 잦은 출장과 손님접대 등 자연요법을 제대로 할 수 없는 날이 많아지자 식전혈당이 다시 200~300mg/dℓ을 오르내리고 식후혈당은 300~400mg/dℓ을 육박했다.

합병증으로 찾아온 고혈압 · 고지혈증 · 지방간 · 시력감퇴 · 괴저초기(양쪽 엄지발가락이 멍든 것처럼 색깔이 푸르스름하게 변하고 찌릿찌릿하며 감각이 둔화 됨) · 만성피로 · 체중감소는 날이 갈수록 심해지기만 할뿐 나아질 기미를 보이질 않았고, 말초신경병증의 양쪽 종아리는 쑤시고 저려서 밤마다 잠을 이루기 힘들었다. 그런데도 부도수습 관계로 자연요법은 제대로 지킬 수가 없었고 경구혈당강하제에만 의존하며 고통의 세월로 지내던 중 친구로부터 "전해환원수"와 "미량영양소 식품"을 소개받고 식이요법의 일환으로 활용하게 되었다.

그러나 3개월이 지나도 별다른 차도가 없기에 포기할까도 생각했으나 친구의 끈질긴 권유로 꾸준히 실천하게 되었는데 4개월을 지나면서 서서히 만성피로가 줄어들고 시력이 회복되며 3다현상이 사라지기 시작하는 것을 느꼈다. 여기서 "무언가 가능성이 있지 않을까?" 생각하고 전해환원수를 하루에 4ℓ 이상 집중적으로 마시게 되면서부터 차츰 발가락 색깔도 원래대로 돌아오고, 6개월 후에는 다른 합병증도 수치가 정상으로 자리 잡히기 시작하였다. 8개월 후에는 드디어 혈당수치도 병원 약을 끊고 공복혈당 100mg/dℓ 전후 · 식후2시간 혈당 140mg/dℓ 전후 · 당화혈색소 5.6%까지 내려왔다. 그 후 "오후불식요법"과 "효소요법"을 함께하고부터는 안정적인 혈당수치가 지속적으로 유지되고 있다.

아, 이 감격! 겪어보지 않은 사람은 모른다. 너무나 기쁜 마음에 자연요법을 더욱 철저히 지키게 되었으며, 그 후로 지금까지 병원치료는 한 번도 받아보지 않았고, 오직 정신요법 · 식이요법 · 운동요법만 하고 있는데도 정상혈당을 유지하고 있다.

"당뇨는 불치병이 아니라 노력하면 누구나 정상을 유지할 수 있다."는 이 기쁨을 혼자만 경험할 것이 아니라 당뇨와 싸우는 모든 이와 함께 같이 나누고자 이렇게 책으로 출간을 하게 되었다. 우리 모두 새로운 지식과 정보로 이 땅에서 당뇨를 영원히 추방시키고, 남은 인생은 하루를 살더라도 먹고 싶은 것 마음껏 먹으면서 건강하게 고통 없이 한번 살아 보도록 하자.

저자의 3단계 관리법

다음은 저자의 3단계 관리법을 요약한 것인데, 같은 방법일지라도 모든 사람들에게 똑같은 결과가 나타나는 것은 아니다. 사람마다 체질 · 체력 · 체격 · 연령 · 생활환경에 따라 효과가 다르게 나타날 수가 있으므로, 이렇게도 해보고 저렇게도 해봐서 자기에게 맞는 방법을 찾기 바란다. 특히 약물요법은 사람마다 그 처방이 같을 수가 없으므로 담당주치의와 상의하여 결정해야 한다.

아래에서 말하는 미량영양소 식품이란 식이요법의 효과를 증대시키기 위해 비타민 · 미네랄 · 효소 · 섬유질 등을 농축시켜 만든 제품을 말하는 것이며, 자연요법이란 정신요법 · 식이요법(오후불식요법 · 효소요법 · 환원수요법) · 운동요법을 통틀어서 말한 것이다. 약물요법으로 복용했던 약제로는 아마릴 · 다오닐 · 다이그린 · 글루코파지 등이지만 저자가 복용했던 약이 다른 사람들에게는 아무런 의미가 없기에 여기서는 설명을 생략한다.

1단계 : 약물요법 + 미량영양소 식품 + 자연요법

- 식후2시간 혈당이 300mg/dℓ 이상일 때는 병원약과 미량영양소 식품 · 자연요법을 병행한다.
- 식후2시간 혈당이 200~300mg/dℓ일 때는 병원약을 반으로 줄이고 미량영양소 식품과 자연요법을 병행한다.
- 식후2시간 혈당이 180~200mg/dℓ일 때는 병원약을 또 반으로 줄이고 미량영양소 식품과 자연요법을 병행한다.

2단계 : 미량영양소 식품 + 자연요법

- 식후2시간 혈당이 160~180mg/dℓ일 때는 병원약은 완전히 끊고 미량영양소 식품과 자연요법을 병행한다.
- 식후2시간 혈당이 140~160mg/dℓ일 때는 미량영양소 식품의 섭취량도 점차 줄이며 자연요법을 병행한다.

3단계 : 자연요법

- 식후2시간 혈당이 140mg/dℓ 이하일 때는 미량영양소 식품도 완전히 끊고 자연요법으로만 관리한다.
- 환경이 바뀌거나 관리 소홀로 수치가 다시 올라갈 때에는 자연요법을 더욱

강화하거나 미량영양소 식품을 한시적으로 섭취 한다.

특별한 일이 없는 한 아침 기상은 06시, 취침은 22시를 넘기지 않으려고 하며, 식사 시간과 식사량도 일정하게, 그 외 모든 일상도 규칙적으로 하려고 한다. 자연요법(정신요법 · 식이요법 · 운동요법)에 대한 세부적인 체험기는 해당 요법을 참고하기 바란다.

자연요법은 중단하지 말고 꾸준히 해야만 효과가 있는데, 조금 하다가 정상으로 회복되었다고 관리를 소홀히 하면 다시 원점으로 돌아간다. 정상으로 회복된 뒤에도 꾸준히 관리를 해야만 효과가 있는데 그렇게 하기란 결코 쉽지가 않다. 누구나 인간은 편해지고 싶어 하는 본능이 있고 무엇을 하고 싶어 하는 욕구가 있는 법인데 그것을 자제하기란 쉬운 일이 아니다. 그래서 당뇨관리는 자기와의 싸움이며 그를 통해서 많은 인생 공부를 하게 되는 것이다. 자연요법을 10년 이상 제대로만 하게 된다면 해탈의 경지까지는 아니더라도 반(半) 해탈은 되지 않을까 생각해본다.

섭취한 음식물이 포도당으로 변해서 혈액 속으로 흡수된 후 세포내로 들어가 에너지로 변하게 된다. 이때 포도당이 세포내로 들어가지 못하고 혈액 속에 머물러 있는 상태를 당혈(糖血)이라고 하며, 소변으로 당분이 빠져 나온다고 해서 당뇨(糖尿)라고 한다

1부

당뇨 이야기

당뇨를 처음 만났을 때

당뇨를 처음 발견하면 대부분 사형선고라도 받은 듯, 참담해 하거나 절망에 빠지기도 하는데 절대로 놀라거나 당황할 필요가 없다. 당뇨는 금방 악화되는 것도 아니고, 금방 낫는 것도 아니며, 그렇다고 감기처럼 대수롭지 않은 것도 아니다. 분명히 당뇨는 끈질기고 고통스러우며 잘 낫지도 않는다. 초기에 잡지 못하고 방치하면 합병증으로 생명을 잃을 수도 있는 무서운 난치병이기도 하지만, 당뇨 그 자체만으로 생명을 잃는 일은 드물다.

본인이 당뇨에 대해 정확히 알고, 당뇨를 이길 수 있다는 굳은 의지를 가지고 관리만 잘 한다면, 당뇨가 없는 사람보다 더 건강하게 장수할 수가 있으므로 오히려 당뇨가 전화위복이 될 수도 있다.(당뇨가 없는 사람은 자신의 건강을 과신하여 무절제한 생활을 하지만, 당뇨가 있는 사람은 매사를 무리하지 않게 절제하며 생활하기 때문에) 그러므로 겁을 먹거나 미리 포기하는 일은 절대로 없어야겠으며 보다 긍정적인 자세로 희망과 용기를 가져야한다.

우선 먼저 당뇨공부부터 해야 한다

당뇨는 의사나 약이 고쳐 주는 것이 아니며, 가족이 고쳐 주는 것도 아니다. 오직 본인 스스로 관리해야 하는, 자기와의 싸움이다. 본인이 "고칠 수 있다."는 확신을 가지고 꾸준히 노력하면 고칠 수가 있으나, 의지가 약하거나 노력이 부족하면 못 고친다. 식구들이 챙겨주는 것도 어느 정도의 도움은 되겠지만, 하루 이틀도 아니고 평생 챙겨 주기란 한계가 있다. 당뇨는 내가 아는 것만큼 치료 되는 것이므로, 본인이 당뇨박사가 되어야 한다. 세상에 수고 없이 거저 얻어지는 것은 없다.

당뇨가 오래되어 증세가 심하거나 합병증이 있는 경우에는 전문의에게 진료를 받아야 하지만, 초기 당뇨인 경우에는 의사에게 간단한 검진과 지도만 받을 뿐 실제 관리는 본인이 알아서 해야 한다. 관리하는 방법도 체질이나 환경에 따라 서로 다르기 때문에 자신에게 맞는 관리를 하려면 당뇨에 대한 폭넓은 상식을 갖고 있어야 한다.

굳이 당뇨공부를 하라고 강조하는 까닭은

"물고기를 잡아주지 말고, 물고기 잡는 법을 가르쳐 주라."는 말이 있다. 당뇨가 있는 사람들은 이 말을 꼭 명심하고 새겨들어야할 말이다. 당뇨가 있는 사람들이 얼마나 게으르면 당뇨를 "게으름병"이라고까지 했겠는가? 당뇨공부를 하는 것조차도 게을러서 못하고 남이 가르쳐주기만을 바란다면 자연요법은 생각도 하지 말아야 한다. 부지런하지 않고서는 자연요법을 지속적으로 할 수가 없기 때문에, 게으름을 버리지 못한다면 결코 당뇨는 고칠 수가 없을 것이다.

당뇨치료는 담배를 끊는 것과 비슷하다. 담배는 남이 끊어주는 것이 아니라 본인의 의지로 끊듯, 당뇨도 본인의 의지로 고치는 것이다. 담배를 한방에 끊는 사람이 있는가 하면, 여러 번 실패를 하고도 못 끊는 사람이 있듯이, 당뇨도 본인의 의지만 강하면 고칠 수 있으나, 그렇지 못하면 고칠 수가 없다. 남에게(약이나, 의사에게) 의존만 하고 있다면 당뇨는 평생 고치기 어려울 것이다. 본인의 노력은 기울이지 않고 안절부절 못하며 남의 도움만 바랄 것이 아니라, 본인 스스로 기초부터 하나하나 지식을 찾고 챙겨서 실천에 옮겨야 한다. 그렇게 하다보면 당뇨를 보는 눈이 열리고, 당뇨치료의 길이 보인다.

생명은 하나뿐이다. 부지런함을 생활화하여 지긋지긋한 당뇨를 뿌리치고 건강하고 행복한 인생을 즐길 것인지, 아니면 나태함을 버리지 못해 무의미하고 허망하게 고통의 생명을 마감할 것인지는 전적으로 자신에게 달렸다. 최소한 책을 읽는 노력만이라도 하여 당뇨상식을 넓히는 것이 당뇨관리의 첫걸음이다.

일반적인 상식은 이 책에 대부분 설명이 되어 있으니 본문을 읽어보면 되고, 전문적인 것은 병원에서 전문의와 상담을 하면 당뇨는 어렵지 않게 본인이 혼자서 얼마든지 관리할 수가 있다.

당뇨에 대한 지식을 터득했으면 그것을 꼭 실천해야 한다

당뇨에 대해서 아무리 많은 지식을 알고 있더라도 머릿속에만 넣어두고, 실천을 하지 않는다면 그것은 아무 소용이 없다. 터득한 지식을 생활에 응용하면서 꾸준한 관찰을 통하여 자기에게 맞는, 자기만의 방법을 찾아내야 당뇨를 고칠 수가 있다.

그리고 본인이 당뇨를 발견했을 때에는 이미 3~10년 전부터 나도 모르게 내면적으로 진행되어 왔다고 볼 수가 있는데, 이처럼 오랜 세월에 걸쳐서 당뇨가 진행되어 왔듯이 치료 또한 오랜 기간이 걸린다. 급하게 서두른다고 해서 빨리 치료되는 것이 아니므로 장기적이고 체계적인 세심한 관리가 필요하다. 급한 성격은 오히려 당뇨를 더 그르칠 수 있으므로 조급한 마음을 버려야한다.

당뇨치료는 자연요법(정신요법·식이요법·운동요법)뿐이다

당뇨를 고친다는 약은 이 세상에서 지금까지 수백수천가지도 넘게 많이 나와 있지만 아직까지 어느 나라에서도 한약이든 양약이든 약으로 당뇨를 고친 예는 없다. 다만 당뇨를 고친다는 그 말에 솔깃하여 지푸라기를 잡는 심정으로 어느 한 방법에 고집스럽게 과신했다가 후회하고 실망한 사람들은 안타깝게도 너무나 많다. 이 글을 쓰는 나 자신도 그 중의 한사람이었지만 지금도 생각해 보면 씁쓸하기만 하다.

당뇨를 치료하는 방법은 오직 자연요법뿐이다. 자연요법이란 글자그대로 자연의 순리대로 하는 요법이다. 강제가 아닌, 강제가 없는, 강제가 들어가면 이미 자연이 아니다. 흐르는 강물처럼 · 묵묵한 산처럼 · 때로는 구름처럼 · 때론 바람처럼, 이렇게 자연과 함께, 자연을 닮아가는 것이 자연요법이다. 그런데 이 자연요법이 말로는 낭만적이고 참 쉬운 것 같은데 행동으로 옮겨보면 결코 쉬운 일이 아니다. 어떻게 하느냐에 따라 어려울 수도 있고 쉬울 수도 있다.

이왕 찾아온 당뇨! 어쩔 수 없는 나의 운명인데, 너무 원망하거나 구박하지 말고 이젠 나의 일부라고 생각하고 받아들여야 한다. 나의 한 몸도 자연의 일부이듯이, 당뇨도 이제 나의 일부가 된 것이다. 육상의 마라톤 코스보다 훨씬 더 긴, 인생의 마라톤 코스를 싫어도 당뇨와 함께 같이 달려가야 하기 때문에, 거부하지 말고 긍정적으로 받아들이며 친해져야 한다.

당뇨는 변덕이 아주 심하여 조금만 무리하거나 소홀히 하면 천방지축 널뛰기 수치로 혼을 빼기도 하지만, 친구처럼 다정히 대해주면 온순한 양처럼 말을 잘 듣기도 한다. 그래서 당뇨는 문제아를 다루듯 다독거려야 제자리로 돌아온다. 그렇지 않고 강제로 바로잡으려고 한다면 더 고약한 문제아로 변하고 만다. 이처럼 강제로 닦달을 하려고 한다거나 당뇨에게 얽매어 안절부절 끌려 다니기만 한다면 당뇨는 더 활개를 치고 교활해 지는 법! 그러므로 순간의 혈당변화에 일희일비하지 말고, 꾸준한 인내심으로 한결같은 마음을 가지도록 해야 한다. 조급하지 않게, 긍정적으로, 지속적으로 자연요법을 하다보면 당뇨는 슬그머니 꼬리를 감추게 되고, 나는 당뇨로부터 해방되는 기쁨을 맛볼 수 있을 것이다.

당뇨가 사라진 후에도 한번 당뇨를 경험한 사람은 자연요법을 지속적으로 실천해야 하는데, 대부분 조금 하다가 상태가 호전되면 중간에서 게을리 하거나 중단하는 경우가 많다. 평생 동안 지속적으로 하기란 참으로 어려운 일이지만, 그렇게 하지 않고 방심하거나 소홀 한다면 언제라도 또 재발할 수가 있으므로 남다른 인내심과 의지력과 결단이 있어야 한다.

안경을 낀 것이 병이 아닌 것처럼, 당뇨는 병이 아니다

시력이 나쁜 사람이 안경만 쓰면 생활에 불편 없이 정상적인 활동을 할 수가 있듯이, 대사장애로 당뇨가 있는 사람도 잘못된 식습관 · 생활습관만 바로 잡아주면 정상적이고 건강한 생활을 하는데 아무런 문제가 없다. 즉 당뇨는 병이 아니다.

모든 식원병(食原病)은 영양의 불균형에서 오는 것이다. 당뇨도 마찬가지이다. 이 영양불균형을 막으려면 올바른 식습관을 지켜야 하는데 올바른 식습관이란, 음식은 제때에, 여러 가지 식품을 골고루, 알맞게 먹어야 하는 것이다. 또 올바른 생활습관이란 매사에 긍정적 · 낙천적 · 적극적인 사고를 가지고, 운동을 규칙적 · 지속적으로 하면서 항상 즐겁게 · 기쁘게 사는 것이다.

당뇨란 무엇인가

사람이 활동하기 위해서는 에너지를 필요로 하는데 그 에너지를 발생시키는 가장 중요한 영양소가 포도당이다. 섭취한 음식물이 포도당으로 변해서 혈액 속으로 흡수된 후 세포내로 들어가 에너지로 변하게 된다. 이때 포도당이 세포내로 들어가지 못하고 혈액 속에 머물러 있는 상태를 당혈(糖血)이라고 하며, 소변으로 당분이 빠져 나온다고 해서 당뇨(糖尿)라고 한다.

혈액속의 포도당 농도가 올라가면 혈액이 끈끈하게 되고, 혈액이 탁해지면 혈액순환이 나빠지며 아울러 모든 신진대사가 장애를 일으키게 된다. 이럴 때 우리 몸의 자동조절 시스템이 신속히 작용하여 혈액 속에 머물고 있는 당분을 빠르게 소변으로 배출시켜 혈액을 묽게 해주기 위하여 소변을 자주 보게 하며, 이로 인한 수분 부족으로 물을 자주, 많이 마시게 된다. 배가 고프다는 것은 세포에 에너지가 부족하니 영양소를 빨리 보충해 달라는 신호인데, 포도당이 세포내로 흡수되지 못하고 소변으로 빠져나

가서, 먹어도 먹어도 계속 배가 고픈 것이다. 이것이 당뇨의 대표적인 다뇨(多尿) · 다음(多飮) · 다식(多食)의 “3다 현상”이다.

흔히 당뇨가 있으면 당분이 혈당을 올리는 주범이니까 당분은 무조건 적게 먹어야 하는 것으로 알고 있는데 이것은 잘못된 상식이다. 자동차에는 연료가 있어야 움직이듯이, 우리 육체도 정상적으로 활동하려면 에너지의 근원인 당분이 충분히 공급되어야 한다. 당뇨가 있으면, 포도당을 만들어 내는 것은 정상이나 세포 속으로 들어가는 양과 속도가 떨어지므로, 한 번에 많은 음식을 먹어 일시적으로 지나치게 포도당이 만들어지지 않도록, 조금씩 여러 번 나누어(하루에 4~5끼 정도) 먹는 것이 현명한 방법이다. 한꺼번에 많은 양의 포도당이 만들어지면 그 많은 포도당을 운반하기 위해 많은 양의 인슐린을 한꺼번에 분비해야 되기 때문에 췌장을 혹사시키게 된다. 이것이 반복되었을 때 췌장은 자기의 한계를 이기지 못해 지치고 만다. 고혈당 상태가 계속되면 혈액순환 장애가 오며, 혈액으로부터 영양물질을 받아 대사기능을 하는 간장 · 신장 · 심장 · 뇌를 비롯하여 모든 장기나 기관에 고장을 일으켜 각종 합병증이 오게 된다.

당뇨가 오래되면 신체 전반의 면역력이 떨어져 각종 합병증이 쉽사리 치료되지 않으며, 당뇨관리를 제대로 하지 않으면 결국은 그 합병증으로 사망하게 되는 아주 무서운 난치병이다. 특히 상처나 염증이 있을 경우 면역력 결핍으로 인하여 잘 아물지 않으므로 상처나 염증이 생기지 않도록 각별히 주의를 해야 한다. 그리고 정상체중인 사람에 비해 비만형인 사람이 당뇨에 걸릴 확률이 매우 높다. 비만해지게 되면 다식(多食)으로 당분섭취가 많아지게 되고, 또한 간에서의 당 생산이 증가하게 되어 인슐린과 인슐린 수용체의 기능이 떨어지게 된다.

췌장과 인슐린

췌장은 위장의 아래쪽, 십이지장 옆에 위치하여 소화효소와 인슐린·글루카곤을 분비하는 장기이다. 인슐린분비기능은 랑겔한스섬에서 이루어지고 있는데, 단백질호르몬인 인슐린(insulin)을 분비하는 베타(β)세포와, 글루카곤(glucagon)이라는 호르몬을 분비하는 알파(α)세포 등으로 구성되어 있다. 혈당이 높을 때는 인슐린이 분비되어 혈당을 내리는 작용을 하고, 혈당이 떨어졌을 때는 글루카곤이 분비되어 간에서의 당 생산을 증가시켜 혈당을 올리는 작용을 하여 혈중 포도당농도를 항상 일정하게 유지시켜 주는 역할을 한다. 섭취된 음식물은 췌장에서 분비되는 소화효소에 의하여 포도당으로 바뀌고, 혈액내로 들어가 산소와 인슐린과 함께 인체의 구석구석 각 세포에 운반되어 에너지로 변한다.

포도당이 세포내로 들어가 에너지로 활용되는 과정을 연소 작업에 비유를 한다면, 화물차(인슐린)에 장작(포도당)과 불쏘시개(각종 비타민과 미네랄), 그리고 불씨(효소)와 산소를 싣고 장작을 태울 연소장(세포)으로 간다. 화물차가 연소장에 도착하면, 이때 정문의 수위(세포막에 존재하는 인슐린수용체)가 문을 열어준다. 이것을 인슐린과 인슐린 수용체와의 결합이라고 한다. 정문을 통과한 화물차는 연소장 내부의 연소공장(미토콘드리아)에서 산소와 불씨, 그리고 불쏘시개를 이용하여 장작에 불을 붙여 불(에너지)을 얻는 것이다.

이 과정에서 인슐린의 분비결핍으로 인슐린이 부

족하다거나, 아니면 인슐린이 분비되어도 기능과 역할을 제대로 하지 못하는 부실한 인슐린을 분비한다면 화물차의 역할을 충실히 할 수가 없다. 또 다른 경우, 인슐린(화물차)은 충실하여 연소장 정문까지 도착하였더라도 인슐린수용체(정문의 수위)가 부실하여 세포(연소장)의 문을 열어주지 않는다면 포도당은 세포내로 들어가지 못하고 혈관에 고혈당상태로 머물러 있다가 소변으로 배설되고 만다. 설사 포도당이 세포내로 들어간다고 하더라도 산소와 불씨 · 불쏘시개가 부족하면 장작(포도당)을 태울 수가 없어 포도당은 에너지로 쓰이지 못하고 무용지물이 되고 만다.

당뇨는 혈당의 자동조절기능이 고장이 났을 때 오는 것이다

인체는 정교한 자동조절시스템으로 운용되고 있는데, 이 시스템 중에서 혈당을 자동 조절해주는 시스템이 정상적으로 작동할 때는, 혈액 속에 아무리 많은 당분이 흡수되어도 췌장에서 인슐린이 분비되어 혈당상승을 억제해 주고, 또 당분이 부족할 때는 글루카곤이 분비되어 혈당이 내려가는 것을 막아주어 항상 일정 수준의 혈당치(80~140 mg/dℓ)를 자동으로 유지하게 해 준다. 뼈가 부러지거나 외상이 있어도 저절로 낫게 되는 것도 모두 이 자동조절시스템에 의한 것이다.

하지만 당뇨가 있는 사람은 이 혈당의 자동조절시스템이 고장이 나서, 혈액 속에 포도당이 많으면 많은 대로, 적으면 적은 대로 고혈당 · 저혈당의 불균형 상태가 계속되게 된다. 이럴 때 혈당이 높으면 낮춰줘야 하고, 낮으면 높여줘야 하는데 이 혈당자동조절시스템이 고장이 나면 모든 것을 수동으로 맞춰줘야 한다.

이 수동조절방법에는 자연요법과 약물요법이 있으나 장기적으로는 자연요법으로만 해야 한다. 약물요법은 당뇨를 근본적으로 치료하는 것이 아니라 임시방편의 응급요법(강제로 혈당수치만 조절하는 것)으로, 장기간의 약물요법은 저혈당증이나 또 다른 합병증을 유발할 수가 있으므로 1년 이내로 끝내는 것이 좋다. 그리고 자연요법이든 약물요법이든 환경에 따라, 체질에 따라 그 관리방법이 천차만별이므로 자기에게 맞는 "맞춤관리법"을 스스로 찾는 것이 무엇보다 중요하다.

정상수치는 얼마인가

진단	공복수치	식후 1시간	식후 2시간
정상	110mg/dℓ미만	180mg/dℓ미만	140mg/dℓ미만
공복혈당 장애	110~125mg/dℓ	180mg/dℓ미만	140mg/dℓ미만
내당능 장애	126mg/dℓ미만	180~199mg/dℓ	140~190mg/dℓ
당뇨 판정	126mg/dℓ이상	200mg/dℓ이상	200mg/dℓ이상

(자료출처 : 한국당뇨협회)

- 공복혈당이 2회 이상 126mg/dℓ을 넘으면 당뇨로 판정한다.
- 포도당 부하검사 2시간째 수치가 200mg/dℓ 이상이 되면 당뇨로 판정한다.
- 3다현상이 있으면서 식사와 관계없이 임의로 측정하여 200mg/dℓ 이상이면 당뇨로 판정한다.
- 내당능장애와 공복혈당장애를 방치하고 관리를 안 하면 10년 내에 당뇨로 진행될 가능성은 100%이다.

당뇨 검사는 어떻게 하나

▷ 뇨당 검사

주로 병원에서 검사하지만, 의료기 상에서 검사페이퍼를 구입하여 집에서도 간단히 측정할 수가 있다. 당분이 소변으로 얼마나 배출되느냐, 안 되느냐의 검사이며 검사 결과 양성으로 나오면 혈당 검사를 해봐야 한다. 대개 혈당이 180mg/dℓ 이상 올라가야 소변에서 당이 검출된다. 그러나 드물기는 하지만 뇨당이 검출되어도 당뇨가 아닌 사람이 있고, 뇨당이 검출되지 않아도 당뇨인 경우가 있다. 이렇게 뇨당 검사는 정확도가 떨어져 뇨당 검사에서 양성반응이 나타나더라도 당뇨가 아닐 수도 있으므로 혈당 검사를 해보는 것이 좋다.

▷ 혈당 검사

병원에서도 검사할 수 있지만, 의료기 상에서 혈당 측정기를 구입하여 집에서도 간단히 할 수가 있다. 뇨당 검사 보다는 정확성이 높고 측정도 간편하여 대부분 이 방법을 많이 쓰고 있다. 혈당검사는 식전·식후 두 번 검사를 해야 하는데, 식전검사는 식사를 하기 전에 공복인 상태(앞전 식사를 마치고 5~8시간 이상 경과 후를 말함)에서 하는 검사이고, 식후검사는 식사를 끝낸 후 2시간 만에 실시하는 검사이다.

우리가 섭취한 탄수화물이 포도당으로 변하여 식후 30분에서 1시간 사이에 최고치로 혈당이 올라갔다가 서서히 내려와 2시간 후에는 정상인은 정상수치(140mg/dℓ 이하)로 내려오지만 당뇨가 있으면 내려오는 속도가 느리다. 당뇨가 심할수록 더 느리며 아무리 시간이 지나도 정상수치로 내려오지 않는 경우도 많다. 식후혈당이 올라가는 수치도 정상적인 사람은 아무리 올라도 180mg/dℓ 이상 올라가지 않지만 당뇨가 심할수록 많이 올라가며 500mg/dℓ 이상 올라가는 경우도 흔히 있다. 이렇게 혈당이 올라가고 내려오는 수치와 속도로 당뇨의 상태를 파악하는 것이다.

▷ 포도당부하 검사

포도당 75g을 물 300mℓ에 타서 5분 이내에 마신 후 30분 · 1시간 · 1.5시간 · 2시간, 이렇게 30분 간격으로 혈당을 측정하여 200mg/dℓ를 넘는 수치가 몇 번인가를 알아보는 검사다. 여기서 2시간에 측정한 수치가 200mg/dℓ 이상이면 당뇨로 판정한다.

임신성 당뇨는 임신 24~28주 사이에 공복 혈당이 105mg/dℓ 이상일 때, 100g의 포도당을 경구 투여한 후 1시간혈당이 190mg/dℓ 이상 · 2시간혈당이 165mg/dℓ 이상 · 3시간혈당이 140mg/dℓ 이상 중, 2개 이상에 해당될 때를 임신성 당뇨라고 한다.

▷ 당화혈색소(HbA1c) 검사

혈액 속의 적혈구 안에는 혈색소(헤모그로빈)가 있다. 이 혈색소에 당이 달라붙어 있는 것들을 당화혈색소라고 한다. 혈색소는 우리 몸에 산소를 공급해 주는 역할 등을 하는데 당이 달라붙어 있으면 정상적인 혈색소의 역할을 제대로 할 수가 없다. 당화혈색소의 수치는 적혈구 안에 들어있는 혈색소 중 정상적인 혈색소와 당이 붙어있는 혈색소와의 비율을 나타내는 것이다. 혈당 검사는 섭취하는 음식물의 종류와 양 · 스트레스 · 운동량에 따라 또는 측정하는 시간에 따라 수시로 변하기 때문에 측정하는 그 시각의 수치 밖에는 알 수가 없으며, 측정할 때마다 수치가 들쭉날쭉하여 평균적인 혈당수치를 정확히 알 수가 없다. 그러나 당화혈색소는 지난 2개월 동안의 혈당

조절상태를 추측할 수가 있는 것이다. 보통 적혈구의 수명은 120일 정도이니까 지금 혈액 속에서 활동하고 있는 적혈구들은 금방 만들어진 적혈구와 수명을 거의 다한 적혈구까지 다양하게 존재하므로 대략 120일의 절반인 60일로 보고 있으며, 지난 60일 간의 혈당조절상태를 알 수가 있는 것이다.

당화혈색소의 수치가 7% 이하이면 조절이 잘 되는 것, 7%를 초과하면 경계수치, 9% 이상이면 경고수치라고 하며, 정상인은 4~6%이다. 당화혈색소수치(%)와 혈당수치(mg/dℓ)와의 관계를 비교해 보면 아래와 같다.

6% 135mg/dℓ	7% 170mg/dℓ	8% 205mg/dℓ	
9% 240mg/dℓ	10% 275mg/dℓ	11% 310mg/dℓ	12% 345mg/dℓ

▷ C-펩타이드 검사

C-펩타이드 검사는 췌장의 기능을 알아보는 검사로서, 내가 지금 어느 정도의 인슐린이 분비되고 있는지를 미리 알아보는 검사이다. 즉, 내가 1형 당뇨

인지 · 2형 당뇨인지 · 인슐린저항성 당뇨인지, 이 검사로서 당뇨의 유형을 알 수가 있고 거기에 따라 약제의 처방에도 참고가 될 수 있으니 처음 당뇨를 발견했을 때에는 C-펩타이드 검사를 받아보는 것이 좋다.

당뇨의 원인

당뇨의 원인은 유전적 요인과 환경적(후천적) 요인, 2가지가 있다. 통계에 의하면 부모 모두 당뇨가 있으면 자녀의 당뇨발병률이 약 60% 정도 되고, 한쪽 부모만 당뇨인 경우는 약 30% 정도가 유전적 요인이 있다고 하는데, 부모 모두 당뇨가 없는 경우에도 약 10% 정도가 환경적 요인으로 발병한다고 한다. 이것을 보면 유전적 요인이 있더라도 당뇨를 유발하는 후천적 요인인 스트레스 · 영양불균형 · 운동부족 · 유해독소 축적 등을 피하면 당뇨를 예방할 수가 있고, 반대로 유전적 요인이 없더라도 후천적으로 무절제한 생활을 한다면 당뇨를 막을 수가 없다는 얘기가 된다.

과도한 스트레스

불안과 불만 · 좌절 · 분노 · 짜증 등 과도한 스트레스는 만병의 근원이 된다. 적절한 스트레스는 심신에 긴장과 활력을 주고 외부세력의 위험으로부터

대항하여 안전을 지켜주지만, 과도한 스트레스가 장기간 지속될 경우, 부신피질 스트레스 호르몬의 분비가 증가하여 인슐린 분비가 억제되고 인슐린 저항성이 유발되어 인슐린의 작용을 방해한다. 이로 인해 혈당과 혈압을 높여 당뇨를 발병시키고 면역력이 저하된다. 자율신경계를 긴장시켜 노화를 촉진시키고 활성산소와 콜레스테롤 수치를 높여 동맥경화 · 뇌졸중 · 심근경색 · 암 · 우울증 · 치매 등 각종 질환의 원인이 되기도 한다.

영양과잉·영양부족·영양불균형

당뇨는 영양섭취가 너무 많아도 올수가 있고, 너무 부족해도 올수 있다. 즉, 5백식품(五白 : 흰쌀 · 흰밀가루 · 흰설탕 · 흰소금 · 흰조미료)과 인스턴트식품 및 육류식품 등, 탄수화물 · 단백질 · 지방의 3대영양소를 과잉섭취 했을 때 당뇨가 유발될 수 있으며, 반대로 섬유질 · 비타민 · 미네랄 · 효소가 부족할 때에도 당뇨가 온다. 또한 이런 여러 가지 필요한 각종 영양소의 균형이 맞지 않았을 때도 당뇨가 올수 있다. 그래서 현대의학의 아버지 히포크라테스는 "음식으로 못 고치는 병은 약으로도 고칠 수 없다."고 했다.

휘발유를 연료로 사용하는 자동차에는 휘발유를 주유해야지, 실수로 경유를 넣고 운행을 했다면 그 자동차는 어떻게 될까? 사람도 마찬가지이다. 사람은 원래 씨눈달린 곡식류와 채소류 · 버섯류 · 해조류 · 과일류 등을 주로 먹는 것이 올바른 식사방법이었다. 그러나 서구식 음식문화가 들어오면서부터 곡식은 씨눈과 섬유질 · 비타민 · 미네랄을 모두 깎아내 버린 정백식품(精白食品)으로 변하였고, 굽고 튀기는 육류식품 위주로 식단이 바뀌었으니 이로 인한 영양과잉 또는 영양불균형으로 당뇨와 같은 만성 대사병이 급증하게 되었다.

식품 속에 들어있는 섬유질이 췌장에서 분비되는 인슐린의 분비속도를 조절하기 때문에, 섬유질이 들어있는 천연의 식품들은 췌장의 기능에 무리를 주지 않으나, 섬유질이 없어서 소화시간이 빠른 정백식품은 혈중의 포도당 농도를 급격히 상승시키며, 이 포도당을 에너지로 바꾸기 위해서는 인슐린이 짧은 시간에 대량으로 분비되어야 하기 때문에 췌장은 자연히 무리한 활동으로 쇠약해 질 수 밖에 없다. 결국 췌장의 분비기능이 둔화되어 혈중에 들어온 포도당을 에너지로 바꿀 수 있는 인슐린분비를 조절할 수 없게 되므로, 혈중에 들어온 포도당은 대사되지 않은 채 소변으로 배설될 수밖에 없게 되는 것이다.

운동부족

운동이 부족하면 비만을 초래하고 근육을 약화시키며, 비만인 경우 체내의 모든 신진대사와 혈액순환이 원활하지 못하여 인슐린저항성을 유발시키게 되며, 인체의 모든 기관과 장기의 활력과 저항력이 떨어지게 되면 당뇨를 초래할 수 있게 된다.

체내 유해 독소의 축적

토양 · 공기 · 물의 오염과 식품 속에 포함된 방부제 · 농약 · 색소 · 중금속 등으로 인한 각종 유해물질이 몸 밖으로 배출되지 않고 체내에 축적됨으로서 당대사가 나빠지게 되고 저항력이 떨어져 췌장 · 간장 · 신장 · 심장 등의 장기에 심각한 장애를 주게 되는 것도 당뇨의 주요 원인이 된다. 신경통 · 류머티스 · 천식 · 알레르기질환 등에 쓰이는 부신피질호르몬제 · 갑상선호르몬제 · 경구용 피임약 · 소염진통제 · 혈압강하제 · 이뇨제 등의 약물 장기복용이나 남용도 당뇨를 유발시키는 원인 중의 하나이다.

불규칙한 생활습관

생활 속에서의 불규칙한 생활습관은 당뇨를 유발시키는 큰 요인이 되므로, 항상 과로하지 않는 범위에서 규칙적인 생활을 유지하도록 노력해야 한다.

기타

그 외 바이러스 · 호르몬(뇌하수체 · 갑상선 · 부신) 분비이상 · 임신 · 외과적 대수술 · 노화현상(췌장세포 감소로 인슐린 분비이상) 등으로도 당뇨가 올 수도 있다.

당뇨의 종류

1형 당뇨(인슐린 의존형)

1형 당뇨는 전체 당뇨인구의 5% 이하이다. 급성이며 주로 어린 나이에 많이 발생한다고 하여 소아형 당뇨라고도 하지만 때로는 성인에게도 가끔 발생하기도 한다. 선천성 또는 바이러스 침입이나 자가 면역기전의 췌장 손상으로 인해 랑겔한스섬 베타세포가 파괴되어 인슐린의 분비가 되지 않거나, 분비되더라도 그 양이 격감하여 인슐린으로 관리를 해야 하기 때문에 인슐린 의존형 당뇨라고도 한다. 혈당 조절이 2형보다는 좀 어렵다.

1.5형 당뇨(1형과 2형의 중간형)

1.5형 당뇨는 1형과 2형의 중간형으로 1형보다는 인슐린 분비가 잘 되지만 2형보다는 잘 되지 않는 편이다. 어릴 때 성장기에는 영양부족 상태였다가 성인이 되어 영양과잉 상태인 경우에 흔히 발병되는

데 주로 개발도상국에서 많다. 우리나라에도 과거 1950~1960년대의 보릿고개를 겪어온 세대에서 많이 볼 수가 있으며 전체 당뇨인구 중에서 약 10~15%가 여기에 속한다고 한다. 임신 중에도 더러 발병하는 것으로 알려져 있다. 1.5형 당뇨는 혈당조절이 잘 되지 않고 체중감소가 심하여 체력이 많이 떨어지므로 2형보다 관리가 조금 어렵지만 1형보다는 쉬운 편이다.

2형 당뇨 (인슐린 비의존형)

2형 당뇨는 전체 당뇨인구의 약 80% 이상으로서, 이중에서 약 30% 정도가 인슐린 분비불량 형이고 약 70% 정도는 인슐린 저항성이라고 보면 된다. 유발원인은 체질적인 유전성일 수도 있고 후천적 요인일 수도 있지만 두 가지 모두 복합적인 경우도 있다.

주로 성인층에서 많이 발생한다고 하여 성인형 당뇨라고도 하지만 더러는 어린이에게도 드물게 발생하기도 하며, 인슐린 분비는 그런대로 된다고 하여 인슐린 비의존형이라 부르기도 한다. 2형 당뇨는 초기에는 자각증상이 별로 없다가 3~10년 후 병이 악화되고 나서야 증세가 나타나므로 가족력이 있는 사람이나 비만한 사람 등 당뇨가 의심될 만한 사람은 주기적으로 검진을 받아 보는 것이 좋다.

2형 당뇨 중에서도 비만형 · 마른형 · 인슐린 저항성형(인슐린 분비기능은 비교적 정상적이나 말초세포의 인슐린수용체 결함인 경우) · 인슐린 부족형(췌장의 인슐린 분비부족) · 복합형(인슐린부족형과 인슐린저항성을 함께 가진 경우) · 체중 감소형 · 체중 변동이 없는 형 · 자각증상이 심한 형 · 자각증상이 전혀 없는 형 등 여러 가지가 있는데 그 유형에 따라 관리방법도 각각 달라야한다.

임신성 당뇨

임신 전이나 출산 후에 발생한 당뇨는 임신성 당뇨가 아니며, 임신의 시작과 동시에 또는 임신 중에 발생한 당뇨를 임신성 당뇨라고 한다. 임신을 하게 되면 신체적 변화로 태반 호르몬이 분비되어 인슐린의 작용을 방해하기 때문에 혈당이 올라간다. 임산부의 약 3%가 발생하며 출산 후에는 태반에서 분비되던 호르몬이 중단되므로 대부분 정상으로 회복되지만, 5~10년 후에 30~40% 정도가 당뇨로 이어지기 때문에 임신 중에는 혈당수치를 정상으로 유지해야 하며 조절에 실패할 경우 태아 사망이나 선천성 기형아의 출산율이 높으므로 각별히 주의를 해야 한다. 비만 · 고혈압이 있거나 요당이 나오는 산모, 당뇨의 가족력이 있거나 거대아 · 기형아 · 사산아를 출산한 경험이 있는 산모는 임신 중에 주기적으로 혈당검사를 하여 조기 발견을 하도록 해야 한다.

임신성 당뇨는 임신 24~28주 사이에 공복혈당이 105mg/dℓ 이상일 때, 100g의 포도당을 경구투여한 후 1시간혈당이 190mg/dℓ 이상 · 2시간혈당이 165mg/dℓ 이상 · 3시간혈당이 140mg/dℓ 이상 중, 2개 이상에 해당될 때를 임신성 당뇨라고 한다.

당뇨의 증상

3다 현상

3다 현상(三多現狀)이란 다뇨 · 다음 · 다식을 말하는 것이다. "다뇨(多尿)"란 혈액 속에 머물고 있는 당분을 빠르게 소변으로 배출시켜 혈액을 묽게 해주기 위하여 소변을 자주 보는 증상이고, "다음(多飮)"이란 이로 인한 수분 부족을 막기 위하여 물을 자주 마시게 되는 증상이며, "다식(多食)"이란 포도당이 세포내로 흡수되지 못하고 소변으로 계속 빠져나가므로 음식물을 많이 먹게 되는 증상을 말하는 것이다.

만성피로·권태감

충분한 휴식을 취하고 특별히 힘든 일을 하지 않았는데도 온몸이 피로하고 나른하며, 전신 권태감과 졸음이 자주 오고 무기력증 · 무력감을 느낀다.

비만 또는 체중감소

원래 비만인 사람에게 당뇨가 많지만 당뇨 발생 2~3년 전부터 급격히 뚱뚱해지는 경우가 있는데, 이때 조기에 자연요법으로 체중을 조절한다면 당뇨의 발생을 지연 또는 예방할 수 있다. 하지만 이미 중증으로 진행이 된 후에는 식욕이 왕성하여 많이 먹는다 하더라도 몸은 점점 수척해진다. 체중감소가 일어나는 것은 음식물로 섭취한 포도당이 에너지로 이용되지 못하고 소변으로 배출되기 때문에, 부족한 포도당은 체내에 저장되어 있는 지방이나 단백질에서 빼서 쓰게 되므로 체내의 지방과 근육이 점점 줄어들기 때문이다.

시력 장애

망막에 출혈이 생겨 시력이 떨어지는 경우와 백내장에 의한 시력장애 등이 있는데, 이밖에 눈의 조절기능에 변화가 생긴다든지 홍채염 등의 안질환이 일어나기도 한다.

피부 증상

종기 · 습진 · 무좀 · 음부나 항문 주위에 피부 소양증이 생기기도 하며, 진균이 감염되어 질염으로 변하기도 하는데 치료가 잘 안 된다.

말초신경 증상

하지경련 · 손발 저림 증세 · 장딴지에 쥐가 나는 근육수축 · 좌골 신경통 · 자율신경 장애 · 현기증 · 설사 · 변비 등이 나타나며, 눈의 운동신경이 마비되어 물체가 둘로 보인다거나 한쪽 눈꺼풀이 내려앉거나 하여 잘 뜨지 못하게 되는 경우도 있다.

순환장애·기억력 감퇴

혈액순환의 불량과 뇌세포의 감소로 인하여 기억력이 현저히 떨어지게 되거나, 고혈압 · 동맥경화 · 협심증 · 뇌졸중 · 심근경색증 등의 합병증을 유발한다.

저혈당 증상

혈당수치가 50mg/dℓ 이하로 떨어지면, 심한 허기증과 온몸이 떨리고 식은땀이 나며 심장이 뛰고 불안해지며 기운이 없고 얼굴이 창백해지며 손발 끝이 저려오고 메스꺼움 · 어지러움 · 시력장애 · 무의식 · 뇌손상 등으로 혼수상태에 빠질 수 있다.

무 증상

당뇨가 있으면서 아무런 자각 증상을 느끼지 못하는 무증상인 경우가 전체 당뇨인구의 약 20%나 된다고 한다. 이러한 무증상 당뇨는 증세가 없기 때문에 발견이 어려우므로 정기적인 당뇨검사를 해보는 것이 좋다.

기타

그 외 증상으로는 단 것을 좋아하기도 하며 구취 · 치주염 · 잇몸출혈 · 치아 흔들림 · 성욕감퇴 · 월경이상 · 두통 · 불안 · 위산과다 · 복통 · 복부팽만 ·

빈뇨 · 야뇨 · 배뇨곤란 · 신경통 등이 있다.

게으르고 나태해져 만사에 의욕이 없고 성격은 점점 날카로워져 신경질적으로 변한다. 심지어 우울증으로까지 연결되기도 하는데 이렇게 되면 자포자기하여 삶을 파멸로 자초하는 경우도 있다.

당뇨와 합병증

당뇨로 오는 초기의 합병증은 대부분 당뇨가 회복되면 합병증도 저절로 치유되는 경우가 많으므로 혈당 관리만 잘하면 합병증 걱정은 하지 않아도 된다. 그러나 합병증이 오래되어 중증일 경우에는 당뇨가 회복된 후라도 합병증은 쉽게 회복되지 않으며, 그로 인해 생명을 잃는 경우가 많으니 합병증이 오지 않도록 당뇨발견 즉시 혈당관리를 철저히 하는 것이 합병증을 예방하는 최선의 방법이다.

당뇨를 만병의 근원이라고 하는 이유는 만성대사질환이기 때문이다. 즉, 전체적인 영양대사가 원활하지 못하여 발생하는 혈관병으로서, 혈관이 손상되면 굵은 혈관은 동맥경화증을 일으켜 심장병·중풍·족부괴저 등을 유발하고, 모세혈관은 망막증·요독증·신경장애·발기부전 등을 일으킨다. 또한 면역력이 떨어져 염증이 있을 경우 잘 낫지를 않고 여러 가지 퇴행성질환을 쉽게 일으키게 되며, 여자인 경우는 불임증과 기형아를 출산하기도 한다.

급성 합병증

▷ 고혈당성 혼수

스트레스나 심한 질병 · 감염증 · 과식 · 인슐린부족 · 췌장에 염증이 생겼을 때 주로 나타나는 증상으로, 혈당이 올라가면서 다뇨 · 구토 · 설사 · 복통 등의 위장장애와 함께 탈수현상을 일으키며, 몸이 무기력해지고 심하면 혼수상태에 빠질 수 있다. 일부 환자에게는 반신마비나 경련 또는 언어장애 등의 증상이 나타나 뇌졸중으로 오인하는 경우도 있다. 응급처방으로는 수분이나 전해질 · 인슐린을 공급해준 후 즉시 병원으로 옮겨야 한다.

▷ 저혈당성 혼수

정상인은 항상 공복수치 80~100mg/dℓ · 식후2시간 수치 120~140mg/dℓ을 유지하지만, 당뇨가 심하면 70mg/dℓ 이하로 수치가 떨어져 저혈당이 오는데, 50mg/dℓ 이하로 떨어지면 혼수상태가 올 수 있다. 저혈당이 오는 경우는 인슐린이나 경구혈당강하제를 너무 많이 복용했을 때, 운동량이 너무 많거나 공복상태에서 운동했을 때, 식사시간이 너무 늦어졌을 때, 과음을 했거나 공복에 음주를 했을 때, 설사나 구토가 심할 때 주로 나타난다.

심한 허기증과 온몸이 떨리고 식은땀이 나며 심장이 뛰고 불안해지며 기운이 없고 얼굴이 창백해지며 손발 끝이 저려오고 메스꺼움 · 어지러움 · 시력장애 · 무의식 · 뇌손상 등으로 혼수상태에 빠질 수 있다. 혼수상태가 2~3시간 지속되면 뇌손상으로 식물인간이 되거나 중풍 · 심장손상이 올수도 있다. 응급처방으로는 설탕 · 사탕 · 꿀 · 과일주스 등 당분을 공급해 준 후 즉시 병원으로 옮겨야 한다. 의식이 없는 경우에는 포도당이나 글루카곤 주사를 맞아야한다.

▷ 케톤산 혈증

인슐린 부족 상태가 오래 지속되면 당분을 에너지로 쓸 수 없게 되어 지방질을 분해하여 에너지로 사용하게 된다. 이때 발생되는 케톤산이란 부산물이 혈중에 많아져서 체액이 산성으로 변하면서 탈수가 심해 입이 마르고 호흡과 심장박동이 빨라지며 구토 · 복통 · 혼수상태에 빠질 수 있다. 응급처방으로 수분이나 전해질 · 인슐린을 공급해 준 후 즉시 병원으로 옮겨야 한다.

만성 합병증

고혈당 상태가 오래 지속되면 신경이 손상되고, 혈관 벽이 약해지며, 혈액이 끈적끈적하게 탁해져서 혈액순환이 나빠지므로 영양 공급이 불완전하게 된다. 또한 포도당이 제대로 체내에 흡수되지 못하여 에너지 부족현상으로 체력이 떨어지게 되며, 이상과 같은 영양공급의 불균형으로 인하여 각종 대사장애를 일으키게 되고 여러 가지 장기가 기능을 상실하게 되며, 이로 인하여 면역력이 떨어져 합병증이 오게 된다. 당뇨는 대개 합병증에 의하여 사망에 이르게 된다.

동맥경화 · 심장병 · 뇌졸중 · 고혈압 · 신장염 · 췌장염 · 성기능장애 등의 만성질환도 모두 식원병이다. 모든 식원병은 당뇨와 함께 합병될 수도 있지만, 당뇨와는 무관하게 발병될 수도 있다. 식원병은 모두 췌장의 기능저하가 원인이기 때문에 고혈압환자는 고혈압만 치료해서는 안 되고 동맥경화나 심장병 치료가 동시에 이루어 져야 하며, 당뇨에는 혈당강하제 보다 췌장을 쉬게 하고 그 기능을 올려줄 수 있는 식습관을 바꾸어야한다.

당뇨가 있으면 치주염 등 잇몸질환이 많아 입 냄새

가 나고, 이가 흔들려 빠질 수 있다. 때문에 양치질 할 때는 치아만 닦지 말고 잇몸도 함께 칫솔질을 하는 것이 잇몸관리에 좋다. 특히 전동칫솔을 사용하면 전동칫솔의 강한 진동으로 잇몸에 마사지 효과가 있어 잇몸의 혈액순환에 도움을 준다.

▷ 신경 합병증

고혈당 상태가 오래 지속되면 말초신경의 신경섬유와 신경막이 손상되어 감각이 무디어지거나 손 · 발 · 팔 · 다리까지 짜릿짜릿하거나, 화끈거리고 따끔따끔해지는 등 저림 증상이 나타난다. 자율신경이 손상되면 땀샘이나 모세혈관 · 각종 장기를 관장하는 자율신경계가 손상을 받아 각종 장기의 기능을 저하시킨다. 누웠다 일어날 때 혈압이 떨어져서 어지러움을 느끼고 심하면 의식을 잃게 되며, 변비나 설사 등 소장과 대장장애 · 변실금 · 요실금 등의 배뇨장애 · 성기능장애 · 소화불량 등 다양한 증세가 나타날 수 있다.

▷ 당뇨성 망막증

– 비증식성 망막증

카메라필름에 해당되는 망막은 눈의 가장 안쪽에 물체의 상이 맺히는 곳으로서, 망막의 혈관 벽이 약해져 늘어나거나 혈관에 체액이 새거나 또는 부어올라 침전물이 만들어진다. 더러는 초점에 황반이 맺혀 시력이 떨어지는 경우도 있다.

– 증식성 망막증

신생혈관이 망막에서 파열되고 초자체(수정체를 통과한 빛이 망막에 도달하기 전에 거치는 젤리 상태의 물질)로 출혈되어 빛이 들어오지 못하여, 망막이 일그러지거나 망막이 떨어져 나가 시력을 완전히 상실하게 된다.

▷ 당뇨성 백내장

카메라 렌즈에 해당되는 수정체가 혼탁해지거나 뿌옇게 되고 마침내는 수정체 수술을 받거나 도수 높은 렌즈로 바꾸어 끼어야 한다. 당뇨성 백내장은 50~70세의 연령층에 많이 일어나는데 이는 노인성 백내장과 구별이 잘 안되며, 남자보다 여자에게 많고 고령일수록 증가하는 백내장 환자의 대부분은 중증이거나 혈당조절이 불량한 사람들이다.

▷ 신장 합병증(신부전증)

신장으로 연결되는 동맥이 굳어져 동맥경화증이 일어나 신장 내의 모세혈관이 손상을 받아 발생하는 것으로, 배뇨 시 충분히 방광을 비우지 못하게 되어 방광에 소변이 차 있거나 오래 머물면 세균이 감염되며, 물과 염분의 정체로 인하여 체중증가와 발목 주위가 붓는 부종이 나타나기도 한다. 또한 신장의 막이 손상을 받으면 단백질을 걸러내지 못하고 소변으로 단백질이 빠져나가는 뇨단백이 생기며, 방치하면 뇨단백의 양이 점차 늘어나 심하면 노폐물이 배설되지 않는 뇨독증이 발생하여, 결국에는 만성 신부전의 상태가 되어 복막투석 · 혈액투석 · 신장이식을 해야 하기도 한다.

증상으로는 메스꺼움 · 구토 · 식욕감퇴 · 피로감 · 가려움증 · 근육경련 · 빈혈 등이 있으며, 감기에 자주 걸리거나 과로 · 자극성 음식 · 과음 · 과식 · 단백질을 과잉 섭취하는 사람은 주의해야 한다. 당뇨성 신증으로 단백뇨가 나올 때는 단백질을 과하게 섭취하는 것이 신장에 부담을 주게 되므로 저단백 식사를 해야 하며, 당뇨성 신증에 고혈압이 동반되면 신증의 진행이 가속화되므로 혈압 조절을 위해 염분 섭취량을 제한하여 싱겁게 식사를 해야 한다.

▷ 성기능 장애

당뇨가 있으면 성기능의 장애가 온다. 남자인 경우엔 대부분이 임포텐스를 호소하는 예가 많으며 정력 감퇴 · 정자생성감퇴 · 고환위축 등이 오게 되며, 여성인 경우는 임신율이 저하되고 불임증 · 불감증 · 습관성유산 · 생리불순 등이 오게 된다. 이러한 증세가 나타나는 일은 절대적인 것은 아니고 정상인들 보다 3~5배의 발생률을 보인다는 것이며, 그 원인은 당뇨로 인한 대사장애 · 혈액순환장애 · 내분비호르몬장애 등에 의해서 온다.

▷ 피부 질환(알레르기·아토피)

당뇨인은 알레르기 체질이 많고 습진이 잘 생기는데 이것은 체질에서 오는 것일 뿐 세균감염은 아니기 때문에 전염될 우려는 없다. 습진이 생기면 몹시 가렵고 피부가 두꺼워지고 검붉어지며 거칠어진다. 또

성기 주위에 생기는 습진은 거의 당뇨성 습진이며 당뇨가 호전되면 습진도 낫게 된다.

▷ 고혈압

동맥경화에 의해서 고혈압이 되는 경우도 많다. 동맥이 경화된다는 것은 결국 혈액이 탁하고 진하여 전신에 혈액순환이 잘 안되고 포화지방산 · 콜레스테롤 · 석회질 등이 혈관 벽에 쌓여 혈관이 좁아지며 동시에 혈압을 상승시켜 고혈압을 일으키는 것인데, 혈압강하제를 사용하여 일시적으로 혈압을 내리고는 있지만 혈압강하제만으로는 경화된 혈관을 완전히 청소할 수는 없기 때문에 고혈압 자체를 근본적으로 해결할 수는 없는 것이다. 오히려 경화되고 좁아진 혈관에 혈액의 순환을 촉진시키는 관계로 위험도가 높아질 수 있는 것이다.

가장 좋은 방법은 올바른 식사법을 습관화하여 피를 맑게 해주고 고지혈증을 미연에 방지하는 것이 올바른 고혈압 치료방법일 것이다. 또한 소금이 고혈압을 일으키는 원인물질이라 하여 정백된 백미를 먹으면서 소금을 먹지 않는다면 소금부족현상을 일으켜 혈액은 정상적인 기능 발휘를 할 수 없다는 것이다. 혈액의 약 3%는 염분이기 때문에 이것이 부족하면 음식물의 소화에 꼭 필요한 위액은 소화력을 염산에 의존하므로 소화기능이 약화될 수밖에 없다.

▷ 동맥 경화증

인슐린은 포도당을 세포로 들어가게 하는 일 외에 또 다른 일을 하는데, 혈관벽 속에 존재하면서 혈관벽의 탄력성을 유지해 주는 일을 한다. 인슐린이 부족하니까 혈관 벽은 그 탄력성을 잃고 결국 경화현상으로 발전해 갈 수밖에 없으며 이것이 곧 인슐린 부족에 의해서 생기는 동맥경화증이다.

물론 혈관이 노쇠해도 올 수 있고, 콜레스테롤이 과다하게 혈관 벽에 부착되어 있어도 올 수 있으며, 동맥을 수축시키는 스트레스나 흡연도 경화를 유발시킬 수 있다. 외부로부터 들어온 각종 중금속 물질이 혈관 벽에 유착되어도 동맥의 경화 현상은 일어난다. 이와 같이 동맥경화가 진행되면 심장의 관상동맥 경화도 일어나 협심증과 심근경색증을 유발시켜, 뇌동맥의 경화는 뇌졸중을 일으키고 고혈압이나 각종 혈관계통의 장애 · 당뇨성 신증 · 망막증 등을 일으키기도 한다. 동맥경화는 일단 발생하면 원상으로 회복되기가 어렵다.

▷ 뇌졸중(중풍)

뇌졸중은 뇌혈관이 혈전으로 막혀 산소와 영양공급을 받지 못하여 뇌세포가 죽어가는 뇌경색과, 뇌혈관이 파열되어 혈액이 뇌를 손상시키는 뇌출혈로 구분 된다. 뇌졸중은 회복 후에도 정신장애나 보행장애 · 의식장애 등의 후유증이 생길 수 있으므로 전단계 증상인 두통 · 현기증 · 구토 등의 증상이 반복되면 치료를 서둘러야 한다. 뇌졸중 환자 중 80%는 뇌경색이고, 20%는 뇌출혈인데 대부분 죽거나, 깨어나도 식물인간이나 반신불수가 된다. 그리고 뇌혈관이 막히지도 않고 파열되지도 않았는데도 콜레스테롤이 끼어서 혈관이 좁아지거나 혈액이 탁해지면 영양공급이 나빠져 기억력이 점점 떨어지는데 이것이 오래되면 치매로 이어진다.

▷심장병(심근경색증·협심증·심장마비)

말초혈관에 부분적으로 혈류가 차단되면 경련 · 무력증 · 보행 시 통증이 나타나고, 관상동맥에 혈류가 줄어들면 협심증이 발생하며, 심하면 심근 경색증이 발생한다. 뇌혈관에 부분적인 혈류 차단일 경우에는 일과성 허혈발작이 나타나지만 심하면 뇌졸중이 발병된다.

심장병은 동맥경화가 원인이며 심장을 양육하는 관상동맥의 경화로 인하여 발병하는데 협심증과 심근경색증이 대표적 합병증이다. 심장은 수축과 이완 운동으로 하루 4톤가량의 혈액을 인체의 각 기관과 조직에 혈액과 산소와 영양물질을 공급하고 있다. 관상동맥이 협착되어 각종 필수인자의 공급이 원활치 못하면, 심장에 통증을 일으키며 안면이 창백해지면서 가슴이 조여 들어 오는 듯하고 하품을 자주 하며 식은땀을 흘리는 증세를 보이는 협심증이 된다.

이 증세가 발전하여 관상동맥의 내막궤양을 일으켜 그곳에 혈액이 고여 부위가 커지면 동맥혈관이 막혀 심장근육의 일부가 아사상태에 들어가는 것을 심근경색증이라 한다. 이 병의 증세는 협심증보다 강하고 긴 시간 동안 심장부위에 심한 통증과 식은땀이 나며 부종이 오고 호흡곤란을 일으키며 심한 경우 호흡중단으로 사망하는 급성현상이 나타나기도 한다. 동양의학에서는 심장병에 당근 · 토마토 · 팥 ·

대추 등의 적색식품을 권하고 있으며 참깨 · 들깨 · 잣 · 호두 등의 식물성지방은 불포화성 지방으로서, 포화지방을 용해시키는 작용이 있어 관상동맥을 유연하게 만들어 준다.

▷ 괴저(壞疽)

괴저는 당뇨 합병증 중 가장 무서운 질병 중의 하나이다. 이는 당뇨가 중증일 때 생기며 이 병에 걸리면 손이나 발끝이 시커멓게 썩어 들어간다. 말초혈관이 막혀 산소공급이 안되었을 때 조직이 썩어 들어가는 증세를 보이며 외상 · 화상 · 화농이 생겼을 때는 즉시 치료를 받아야만 한다. 괴저는 50세 이후의 환자에서 많이 나타나며 염증 · 수포 · 궤양(潰瘍) 등을 일으키며 열이 나고 심한 경우 생명을 잃기도 한다. 때로는 패혈증을 일으키기도 하며 괴저의 악화를 방지하기 위해서는 혈당조절을 철저히 해야 한다. 안정을 취하고 발가락이 괴사한 경우 발을 위로 높게 올리고 수면을 취하고 항상 청결한 상태를 유지하며 위생에 힘써야 한다.

괴저의 예방을 위해서는 [3부 당뇨상식- 저녁에 발목욕하는 것이 좋다.(263페이지)]를 참고하기 바란다.

당뇨의 예방

본래 사람의 몸에는 자기방어 시스템이 있어서 병이 나더라도 건강한 상태로 환원시키려는 성질이 있으나, 자신의 몸을 무리하게 혹사시키면 면역력이 떨어지고 자기방어 시스템이 무너져 각종 질병이 발병되고 악화되는 것이다. 그러기 전에 몸과 마음을 잘 다스려 질병의 접근을 미리 차단하는 것이 최상의 방법이다. 정기적인 검진으로 조기에 발견하는 것도 한가지의 방법이지만 그보다 아래의 다섯 가지를 일상생활에서 철저히 지킨다면 더 확실하게 예방할 수가 있을 것이다.

과도한 스트레스 방지

신경을 많이 써도 스트레스를 받지만 과로를 해도 스트레스를 받는다. 육체적인 병도 마음의 병이므로 아무리 좋은 음식과 좋은 약을 먹는다 하더라도 마음이 상하면 육체도 상하게 마련이다. 스트레스는 한번 쌓이기 시작하면 걷잡을 수가 없도록 증폭되기 때문에 늘 마음의 평화를 유지하도록 해야 한다. 마음이 여유로워지면 기쁨이 생기고, 기쁨이 생기면 면역력이 강해지며, 면역력이 강해지면 질병도 예방되는 것이다.

스트레스에서 벗어나려면 늘 기분 좋은 긍정적인 사고(思考)로 욕심을 버리고 보람 있는 일을 하거나 취미생활을 즐기거나 명상을 자주 하는 것이 좋다. 특히 명상은 근육이완으로 뇌 혈액순환을 원활하게 하여 호흡 · 뇌파 · 심장박동이 안정되고, 엔돌핀이 분비되어 스트레스 방지에 아주 효과적이다.

균형 잡힌 영양섭취

비만을 막으려면 과음과 과식을 피해야 하고, 영양부족과 균형 잡힌 영양섭취를 위해서는 편식을 하지 말아야 할 것이다. 즉, 5백식품을 비롯한 인스턴트식품 · 육류식품의 과잉섭취를 줄이고, 췌장에 무리를 주지 않는 섬유질 · 비타민 · 미네랄 · 효소가 풍부한 씨눈달린 곡식류와 채소류 · 버섯류 · 해조류 · 과일류 등 천연의 자연식품으로 식생활을 개선하면 면역계를 활성화시키고 자연치유력을 증강시켜 당뇨를 예방할 수 있다.

적당한 운동과 적당한 휴식

운동을 하게 되면 근육에서 물질대사가 왕성해지므로 많은 영양분이 필요하게 되며, 심장박동이 강화되어 혈액량이 많아지게 된다. 그로 인해 혈관이 확장되어 좁아진 모세혈관까지 혈액순환이 원활하게 되고, 섭취된 칼로리를 적절한 운동으로 소비시켜 모든 신체기능의 균형이 유지된다. 또한 비만을 방지하고 인슐린에 대한 말초조직의 감수성을 높여 당 이용률을 증가시키고, 지질대사를 정상화시켜 혈당조절에 도움을 주며, 모든 성인병 예방에도 도움이 된다. 맨손체조 · 윗몸 일으키기 · 속보 · 등산 · 수영 · 달리기 · 줄넘기 등의 유산소운동을 생활화하고 적당한 수면과 휴식을 취하며 1년에 한번 정도는 정기적 검진을 받는 것이 좋다.

체내 유해 독소제거

토양 · 공기 · 물의 환경오염에서부터 이제는 온

갖 식품마저 유해물질로 오염되어 정말 어떤 식품을 어떻게 먹어야 할지 겁이 난다. 그렇다고 지구를 떠날 수도 없고 안 먹을 수도 없으니 되도록이면 자연식품을 섭취하도록 노력하고 맑은 공기와 좋은 물을 많이 마실 것이며 섬유질과 비타민 · 미네랄을 충분히 섭취하면 체내의 유해물질을 몸 밖으로 배출시키는데 도움이 된다.

규칙적인 생활습관

기상 · 취침 · 식사 · 일 · 운동 등 하루의 일상을 규칙적으로 하는 것이 좋다. 이를테면 아침 기상은 05~07시 사이에, 저녁 취침은 21~23시 사이로, 일찍 자고 일찍 일어나는 것이 좋다. 특히 24시간 일을 하고 24시간 쉬는 격일제 근무는 좋지 않으며, 밤에 일을 하고 낮에 잠을 자는 밤낮이 바뀐 업무형태도 좋지 않다. 인체의 생체(바이오)리듬이 깨어지기 때문이다. 식사의 시간과 식사량도 일정하게 하는 것이 좋으며, 일 · 운동 · 휴식도 규칙적으로 하는 것이 좋다. 또한 과음(過飮) · 과식(過食) · 과로(過勞) · 과민(過敏) · 과색(過色) 등 "과(過)"는 금물이며 매사는 적당히 · 알맞게 하는 것이 좋다. 그리고 나이를 먹었다고 해서, 또는 일이 없다고 놀면 안 된다. 일이 없으면 게을러지기 마련이므로 일을 만들어서라도 죽는 날까지 움직여야 한다.

지피지기(知彼知己)면 백전백승(百戰百勝)이다

손자병법에 보면 적을 알고 나를 알면 백전백승이라고 했다. 당뇨와의 싸움에서도 예외는 아니다. 당뇨를 먼저 알고 제대로 대처해야 이길 수가 있는데 대부분의 초보자들은 우선 당뇨에 대해 배우려고 하지는 않고 남이 먼저 가르쳐주기만을 바란다. 그래서는 절대로 당뇨를 고칠 수가 없다는 것을 명심해야 한다.

세균성 질환이나 외상 · 종양 · 골절 등은 병원치료가 불가피하지만 당뇨 · 고혈압 등 대사장애 질환인 식원병은 남이 고쳐주는 것이 아니라 내가 고치는 것인데 자신이 당뇨에 대해 모르고서야 어떻게 당뇨를 고칠 수가 있겠는가? 당뇨를 고치려면 자신이 먼저 당뇨박사가 되어야 한다는 것을 잊지 말아야 한다.

전쟁을 끝내면 평화가 오고 불행을 막으면 행복이 오듯, 당뇨의 원인을 제거하면 당뇨는 저절로 사라진다. 강의 상류가 오염되면 강 전체가 오염되기 마련인데, 이때 아무리 강 하류를 깨끗이 하더라도 강 전체가 깨끗해지지 않는다. 상류의 물이 맑아지면 하류의 물은 저절로 맑아진다.

2부

당뇨 치료

정신요법

생각이 바뀌면 인생이 바뀐다

우리의 인체를 자동차에 비유해 본다면, 인간의 육체는 자동차의 차체와 같고, 피는 휘발유와 같으며, 호르몬은 윤활유에 해당되고, 심장과 기(氣)는 엔진에 해당되며, 두뇌와 정신은 운전자라고 할 수 있다. 이로 미루어 볼 때 아무리 좋은 고급차라도 그 차의 운명은 운전자의 관리 여하에 따라 결정되는 것이다. 운전자가 정비를 게을리 하거나 운전을 난폭하게 한다면 금방 폐차될 수도 있을 것이고, 철저한 정비와 규칙에 따라 제대로 관리를 잘 한다면 오래 탈 수가 있듯이, 우리 인체의 운전자에 해당되는 두뇌에서 바른 판단을 할 수 있도록 올바르고 건전한 정신을 가져야 되겠다.

긍정적·낙천적·적극적으로 살자

매사에 부정적이거나 비판적이며 독선적 편견과

아집이 강한 사람일수록 대부분 하는 일도 잘 되는 것이 없다. 이런 성격을 가진 사람들은 자기가 이 세상에서 최고인 줄 착각에 빠져, 자기의 잘못을 잘 모르거나 인정하려고 하지 않는다. 또한 스트레스성 질환에 잘 걸리게 되며, 이미 걸린 질병은 치료가 잘 되지 않는 경우가 많다. 인생을 즐겁고 건강하게 살려면 항상 과욕과 교만을 버리고 너그러운 포용력으로 남에게 배려하는 마음을 가지며, 스트레스를 최소화하고 매사에 감사하는 마음으로 긍정적 · 낙천적 · 적극적인 자세로 살아야 한다. 그러면 마음이 여유로워 지고, 마음의 여유가 생기면 기쁨이 생기며, 기쁨이 생기면 면역력이 증가되어, 자연 치유력에 의해 질병도 낫게 되는 것이다.

생각하면 생성되고 망각하면 소멸된다 – 일체유심조(一切唯心造)

▷ 육체(물질)는 마음(정신)의 그림자!

마음이 본체이고 육체는 그 마음의 그림자이다. 만사는 마음먹은 대로, 생각하는 대로, 믿는 대로 현실에 반영된다는 뜻이다. 당뇨(질병)의 어두운 그림자를 치유(건강)의 밝은 그림자로 바꾸려면, 본체(마음의 생각)를 "당뇨는 고칠 수 있다."라는 밝은 신념으로 바꿔야만 하는데, 본체가 "당뇨는 고칠 수 없다."라고 생각하고 있다면 그림자인 당뇨가 어떻게 고쳐지겠는가?

"당뇨는 고칠 수 있다."라고 생각하는 것과 "당뇨는 고칠 수 없다."라고 생각하는 것과의 차이는 하늘과 땅 차이다. 슬픈 마음으로는 웃을 수가 없듯이, 당뇨는 불치병이라고 생각하는 한 이미 불치병으로 각인되어버려 영영 고치지 못하는 것이다. 본체인 마음이 "당뇨는 고칠 수 있다."라는 신념을 가지고 있을 때 치유가 가능한 것이다.

부처님 눈에는 부처만 보이고
– 유심소현(唯心所現)

부처님 눈에는 부처만 보이고 개 눈에는 똥만 보인다고 했다. 부처님은 늘 부처만 생각하고 개는 늘 먹을 것만 생각하다보니 이런 말이 생긴 것일 게다. 똑같은 약을 한 그룹에게는 특효약이라 하고 투약을 하고, 다른 한 그룹에게는 그저 그런 약이라고 하여 투약을 한 후, 두 그룹에게 일정 기간 동안 임상 실험을 한 결과 큰 차이가 있음을 발견한 것은 현대의학에서도 입증된 사실(placebo효과)로서 정신요법의 중요한 대목이다.

그러나 한 가지 명심해야할 것은 당뇨는 정상으로 회복된 후에도 관리를 소홀히 하면 재발되는 확률이 거의 100%이므로, 한번 당뇨를 경험한 사람은 재발 방지를 위해서도 꾸준히 자연요법을 해야 하며, 끊임없이 주의관찰을 해야 한다.

그리고 정상으로 회복되었다가 관리 소홀로 당뇨가 재발되었을 때, 흔히 사람들은 "당뇨는 불치병이니까 치료되지 않은 채 잠복해 있다가 다시 악화된 것"이라고 단정 짓는 사람들이 많은데 이 말은 잘못된 표현이다. 같은 반 컵의 물을 두고서 "아직도 반 컵이나 남았구나." 하는 것과 "이제 반 컵밖에 남지 않았구나."하는 것과는 큰 차이가 있듯이, "잠복해 있던 당뇨가 악화된 것"과 "완치되었던 당뇨가 재발한 것"과의 차이는 엄청나게 다르다.

당뇨야! 고맙다. 너는 나의 스승이니까
– 자업자득(自業自得)

처음 당뇨판정을 받으면 어떤 사람들은 “하필이면 왜 나야!” “당뇨는 다른 사람들의 얘기인줄만 알았는데…”라며 크게 놀라고 불만을 토로하지만 곰곰이 따져보면 모든 것은 다 내 탓이다. 세상에 공짜는 없는 법! 당뇨 걸릴 씨앗을 뿌렸으니 당뇨가 걸리는 것이고, 건강한 씨앗을 뿌렸으니 건강한 법인데, 당뇨가 온 것은 자연의 섭리를 외면하고 불규칙한 생활에 대한 인과응보(因果應報)인 것이다. 자기 몸을 스스로 지키지 못하고 혹사하다가 이렇게 경고(당뇨판정)까지 받고서도, 자기 잘못은 인정하지 않고 남의 탓으로만 돌리며 안절부절못하는 사람들이 참으로 많다.

진정한 당뇨치유는 “이것이 모두 내가 뿌린 씨앗의 열매”임을 인정하는 그때부터 시작되는 것이다. 그리고 자연의 섭리에 순응하며, 매사에 절제하고 규칙적인 올바른 생활습관을 지속적으로 유지했을 때 당뇨는 저절로 사라지는 것이다. 당뇨는 다른 사람이, 또는 약이 고쳐주는 것이 아니다. “무절제한 생활이 그대로 계속된다면 더 큰 불행이 올지도 모를 일인데, 이쯤에서 당뇨를 만나 올바른 생활습관으로 건강과 행복을 지킬 수 있게 해준 당뇨가 나에게 얼마나 고마운 인연인가!" 다시 한 번 생각해볼 일이다.

같은 것은 끼리끼리 모인다 – 유유상종(類類相從)

같은 것은 끼리끼리 모이고, 서로 맞지 않는 것은 밀어낸다. 어린이는 어린이끼리 놀고 어른은 어른끼리 놀듯이, 건강한 생각을 하면 건강하게 되고, 의심이나 걱정을 하면 없던 병도 생기는 법이다. 질병이나 나쁜 것 · 부정적인 것은 보지도 말고, 듣지도 말고, 말하지도 말고, 생각하지도 말자. 항상 웃으며 좋은 일 · 기쁜 일만 생각하고, 범사에 감사하는 마음으로 보람 있는 일을 즐겨하다 보면, 언젠가 내 주위에는 당뇨가 흔적 없이 사라져 없어지고 좋은 일 · 기쁜 일만 남아있을 것이다.

보람으로 하는 일은 날마다 천국이요,
의무로 하는 일은 할수록 지옥이다.
– 레오날드 다빈치 –

저자의 정신요법 체험기

아래의 [나의기도]와 [님 앞에서]를 수시로 묵상하고 반성하면서 실천을 다짐한다. 몇 십 년을 다짐하면서도 한없는 부족으로 오늘도 노력하고, 또 노력한다.

▷ 산과 들 · 강 · 바다 · 하늘 · 별, 대자연 속에 자주 심취해 본다. 때로는 풀 · 꽃 · 새 등 작은 개체 속에서 그들과 어우러져 하나가 되어보기도 한다. 사람을 사람답게 만들어 주는 가장 훌륭한 선생은 자연이라고 생각하기 때문이다.

▷ 일상생활에서의 모든 생각과 말과 행동을 하기에 앞서 "아상(我相)의 내가 하는 것이 아니라, 내 안에 있는 '참 나(眞我)'가 하는 것이다."를 먼저 생각하고 그렇게 실천하려고 노력한다.

▷ 가장 즐겁고 행복했을 때와 가장 괴롭고 어려웠을 때를 수시로 생각해 본다.

▷ 주위에서 일어나는 불행한 일들에 대해 그 당사자의 입장이 되어본다.

▷ "나는 나인 것이 참 행복하다."를 늘 묵상하고 감사한다.

▷ 죽음에 대해서도 수시로 묵상한다.

[나의기도]

천지만물과 생명을 창조하신 님이시여
이 아름답고 좋은 세상 주심을 무한 감사합니다.
뿌린 대로 거두리라 하셨는데
저는 지금까지 많은 죄를 지었습니다.
반성하고 회개하며 남은 생을 다짐하오니
지켜질 수 있도록 지혜와 힘을 다하게 하소서.

창조주님과 부모님께!
창조주님은 우주만물의 근원이시니
마음의 초점은 늘 창조주님을 향하게 하시고
부모님은 저의 근원이시니
효성을 바치는데 정성을 다하게 하소서.

모든 사람들에게!
소외되고 그늘진 곳이나 힘없고 약한 사람들도
모두 저의 형제자매임이 분명하오니
늘 그들과 함께 고통을 나누고 기쁨을 즐길 수 있는
따뜻한 마음을 갖게 하소서.

자식에게!
"남을 위해 사는 것이 진정한 나를 위해 사는 길"임을
말보다 행동으로 보여주게 하시고, 질책보다는 칭찬으로

앞에서 급하게 이끌기 보다는
뒤에서 지켜보는 여유를 갖게 하소서.

아내에게!
인생의 반려자로서 희로애락의 동반자로서
너무 유난스럽지도 않게, 너무 무관심하지도 않게
아내의 단점은 보이지 않게 감추어 주시고
항상 좋은 점만 보이게 해 주시어
처음 만났을 때의 신뢰와 사랑을 영원히 변치 않게 하소서.

자신에게!
어둡고 부정적인 것은 떠올리지 말게 하시고
언제나 밝고 긍정적인 생각으로
너무 따지지 말고, 인내하고, 양보하면서
어려운 환경에서도 즐겁게 사는 지혜를 알게 하소서.

일에 임하면서!
작은 일은 꼼꼼하게, 큰일은 대범하게
한번 시작한 일은 좋은 결실을 맺을 수 있도록
최선의 열정을 쏟게 하소서.

- 김태호 합장

[님 앞에서 저는…]

자격이 없는 자는 먹지도 말랬는데
오랜 세월 헛 세상 살았으니
님 앞에서 저는 뻔뻔한 밥도둑이옵니다.

마음은 욕심으로 가득하고 머리는 텅 비었는데
교만으로 아는 체 하였으니
님 앞에서 저는 분수를 모르는 어릿광대이옵니다.

어려운 이웃 옆에 두고 모른 척 하였는데
제 어려울 땐 은혜만 받았으니
님 앞에서 저는 염치없는 빚쟁이이옵니다.

제 허물은 태산 같은데
남의 티끌만 보고 그 탓만 하였으니
님 앞에서 저는 어리석은 소경이옵니다.

전능하시고 사랑이신 님이시여!
님께로 다가서기에는 어림없는 거리지만
돈오돈수(頓悟頓修) 깨달음으로 눈을 뜨게 하시어
천지우주, 밝은 세상 바로 보게 하소서.

님의 말씀 진선미를 맛들이게 하시어
아름다운 인간세상 바로 살게 하소서.

– 김태호 합장

자연요법을 실제로 해보면 말처럼 그렇게 쉽지가 않다. 하고 싶은 것을 억지로 참아야 할 때가 있는가 하면, 하기 싫은 것도 강제로 해야 할 때가 있고, 본능을 적절히 자제할 줄도 알아야 하는데 이것은 정말 참기 어려운 고행과도 같은 일이다. 이런 것들을 능동적으로 부담없이 하려면 선각자와 같은 수양이 있어야겠지만 하루이틀에 되는 일이 아니니 문제다.

그래서 저자는 "내가 그렇게 하려고 마음먹은 것들을 반복적으로 다짐하여, 실천이 자연스럽게 될 때까지 나 자신을 세뇌시키는 방법을 쓴다." 즉, "나는 되도록 소식(小食)을 하려고 한다." "규칙적으로 생활하려고 한다." "건강에 좋은 것은 즐겨하고 건강에 해로운 것은 피하려고 한다." 등 이런 것들이 자발적으로 생활화될 수 있을 때까지 자신에게 암시를 주어 나 자신을 긍정적으로 세뇌시키는 것이다. 이렇게 하여 완전히 세뇌가 되면 별다른 불편 없이 자연요법을 무난히 할 수가 있다.

운동요법

식이요법이 칼로리 섭취를 제한한다는 의미가 있다면, 운동요법은 섭취된 칼로리를 소비한다는 측면에서 정신요법·식이요법과 더불어 당뇨관리에 필수적인 요법이다. 특히 운동은 스트레스를 해소하고, 말초조직의 감수성을 높여 인슐린저항성에 대한 당 이용률을 증가시키며, 지질대사를 정상화시켜 모든 성인병 예방에 좋다. 또 혈압을 정상화시키고 혈액응고를 억제하여 뇌와 관상동맥혈전증을 예방함으로서 당뇨합병증 예방에도 큰 도움이 된다.

운동을 시작하기 전에 주의해야 할 점은 자신의 몸이 운동하기에 적합한가를 먼저 알아봐야 하는데 심장에 이상은 없는가, 최대 운동능력은 얼마인가 등을 확인해야 한다. 운동요법은 반드시 식이요법과 병행해야 하며, 운동 후 칼로리 섭취가 지나치면 효과가 적을 뿐 아니라 오히려 혈당조절에 실패하는 경우가 있다.

운동은 규칙적·지속적·알맞게 하자

운동요법의 기본은 매일 규칙적으로, 자신에게 알맞은 운동량을, 지속적으로 해야 한다는 것이다. 운동을 시작할 때, 수치가 300mg/dℓ 이상으로 높거나, 반대로 80mg/dℓ 이하로 낮거나, 컨디션이 아주 나쁠 때는 되도록 운동을 하지 않는 것이 좋으며, 100mg/dℓ 이하인데도 꼭 운동을 하고 싶으면 간식을 조금 먹고 운동을 하는 것이 좋다. 그리고 간장이 나쁘거나 동맥경화증 등 합병증이 심한 경우는 운동이 오히려 해로울 수 있으므로 주치의와 상의하여 운동의 종류와 강도 등을 결정하는 것이 좋다.

자기에게 맞는 운동을 선택하자

"조던"이 축구를 했다면 "펠레"처럼 훌륭한 축구 선수가 될 수 있었을까? 반대로 "펠레"가 농구를 했다면 "조던"처럼 훌륭한 농구 선수가 되지 못하였을지도 모른다. 이처럼 사람에 따라 자기에게 맞는 운동이 있듯이 당뇨관리의 운동요법도 사람에 따라 다를 수가 있다. 어떤 사람은 등산이 좋을 수가 있고,

어떤 사람은 수영이 더 좋을 수도 있다.

행동이 불편한 사람이나 체력이 약한 노약자인 경우에는 땀이 날 때까지 운동을 하기가 어려울 것이다. 무리한 운동은 오히려 해가 될 수도 있으니 이런 경우는 맨손체조 · 빠른 걷기 · 산책 등의 가벼운 유산소운동이 좋을 것이다. 운동의 효과는 개인의 연령 · 체질 · 체력 · 체격에 따라 다를 수가 있으므로 자기에게 맞은 운동의 종류와 강도를 선택하는 것이 중요하다.

속옷이 촉촉이 젖을 정도의 유산소 운동이 좋다

역도 · 100m 달리기 · 씨름 등 숨을 멈추고 한 번에 힘을 주면서 하는 운동을 무산소운동이라 하고, 수영 · 등산 · 달리기 · 줄넘기 · 배드민턴 · 탁구 · 테니스 등 숨이 차지 않으며 큰 힘을 들이지 않고도 할 수 있는 운동을 유산소운동이라고 한다. 건강한 사람일 경우에는 어떤 운동을 해도 상관이 없지만, 당뇨가 있는 사람이라면 과격하게 힘이 들어가는 무산소운동보다, 가볍게 할 수 있는 유산소운동이 좋으며, 속옷이 촉촉하게 젖을 정도로 땀을 흘리는 것이 가장 이상적이다. 그러나 체력이 좋은 청장년이라면 너무 가볍게만 하지 말고 유산소운동이라도 좀 더 강도를 높인다거나, 기계체조나 역기 등 기구를 이용한 근력운동으로 근육을 적당히 단련시키는 것도 바람직한 일이다.

땀이 나지 않는 운동은 근육과 관절만을 단련시킬 뿐이지만, 땀을 흘리며 운동을 하면 근육단련의 효과 외에도 몸속의 각종 노폐물이 땀을 통해서 체외로 배출되므로 체내 유해독소를 제거하고, 스트레스를 해소하며, 지질대사를 활기차게 촉진시켜 일석이조의 효과를 거둘 수 있다. 그러나 공복혈당이 200mg/dℓ 이상으로 잘 조절되지 않은 상태에서 격렬한 운동을 하면 인슐린의 작용을 방해하는 호르몬들이 과잉 분비되어 당뇨가 악화될 수 있으며, 고혈압 · 관상동맥 질환 또는 당뇨성 신장병이 있는 경우에는 합병증이 악화될 수 있으므로 지나친 운동은 피해야 한다.

운동은 어느 때 하는 것이 좋은가

운동을 시작하는 시간대는 개인에 따라 다르다. 체중이 비만하면서 경구혈당강하제나 인슐린 등 병원 약을 복용하지 않는 사람이라면 식전 · 식후 아무 때나 운동을 해도 무방하나, 병원 약을 복용하고 있는 사람이라면 저혈당 예방을 위해 혈당이 가장 높게 올라가는 식후 30분에서 1시간 사이에 운동을 시작하는 것이 좋다. 그러나 야윈 체중의 당뇨라면 약의 복용과 관계없이 식전운동보다 식후운동을 하는 것이 좋다.

하루의 운동 횟수는

운동의 횟수는 매 식후마다 하루에 3회하는 것이 가장 좋으나, 그렇지 못할 경우에는 하루에 1회라도 하는 것이 좋으며, 그것도 어렵다면 최소한 일주일에 5회 정도는 해야 한다. 운동의 효과는 서서히 나타나며, 하다가 중단하면 급속히 원점으로 되돌아가므로 벼락치기 운동은 부작용만 낳을 뿐 건강에는 아무런 도움을 주지 못한다.

1회의 운동 시간은

체내의 포도당이 연료로 소모되려면 운동을 시작

한지 15분 후부터 시작된다고 한다. 그러므로 운동을 한번 시작했을 때는 준비운동과 마무리운동 시간을 제외하고 최소한 30분 이상은 해야 한다. 운동의 강도가 너무 약하거나 운동시간이 짧으면 효과가 떨어지고, 강도가 지나치게 강하거나 운동시간이 너무 길어도 부작용이 생길 수 있으므로 30분에서 1시간 정도하는 것이 적당하다.

지나친 운동은 오히려 해로울 수 있다

당뇨가 있는 사람에게 적당한 운동이란 자신의 최대 운동능력의 40~60% 정도를 말하는 것으로서, 그것을 맥박수로 계산한다면 60세 이하의 성인은 1분에 맥박이 100~110회 정도, 60세 이상은 80~100회 정도가 적당할 것이다.

지혜를 발휘하면 생활 속에서도 방법이 있다

여건상 운동을 할 시간이 없을 때에는 생활 속에서 운동을 찾으면 된다. 예를 들어 자가용차를 이용하기보다는 대중교통을 이용하고, 버스나 지하철을 이용할 때 승차하기 전 한 정거장 정도는 걸어서 간다든지, 하차할 때에도 한 정거장 미리 내려서 빠른 걸음으로 걷는다든지… 승차 후에도 의자에 앉아서 가는 것보다는 서서가는 것이 좋으며, 지하철이나 사무실의 계단을 오르내릴 때에도 에스컬레이터나 엘리베이터를 이용하지 말고 계단을 걸어서 오르내리면 운동의 효과를 얻을 수 있다. 집이나 사무실 등 공간이 넓지 않은 곳에서는 맨손체조 · 줄넘기 · 팔굽혀펴기 · 윗몸 일으키기 · 108배 운동 · 제자리걸음 뛰기 · 러닝머신 등을 이용하는 것도 효과적인 방법이다.

흐르는 물은 썩지 않는다. 고이지 않게 지속적인 운동을!

저자의 정신요법 체험기

유산소운동에도 여러 가지가 있지만, 나에게는 등산이 가장 맞는 것 같아 매일 1시간 이상 아래와 같은 방법으로 등산을 하고 있다.

▷ 준비코스

등산을 출발하기 전 집에서 맨손체조로 몸을 푼다. 출발해서 10분 정도까지는 오르막길 내리막길 구별 없이 보통 걸음으로 걷다가 점차 빠른 걸음으로 바꾼다. 양손은 주먹을 "쥐었다 폈다"를 반복하고, 양팔은 전후 · 좌우 · 상하로 힘차게 흔들면서 서서히 운동의 강도를 높여가며 오른다.

▷ 단련코스

양팔은 정상적으로 흔들면서, 오르막 · 내리막길은 빠른 걸음으로, 평지는 달리기로, 맥박은 110전후(숨이 약간 차오를 정도)를 유지하며 오른다. 1시간 정도 오른 지점에서 5~10분 휴식을 취한다. 휴식을 취할 때는 복식호흡으로 나무 · 바위 · 구름 등과 하나 되어 자연의 기운과 합일(合一)한다.

▷ **마무리코스**

하산 길의 초반 절반은 뛰어서 내려오고, 후반 절반은 땀도 식힐 겸, 산책과 운동을 겸한 코스로 풀잎과 얘기하고 산새들과 노래하며, 자연과 어우러져 기쁜 마음으로 내려온다. 이렇게 자연과 명상을 즐기려면, 동행자가 있을 때 오히려 방해가 되므로 나는 늘 혼자서 등산을 한다. 혼자 걸을 때만 내 영혼의 소리를 들을 수 있고 진정한 나와의 만남이 이루어질 수 있기 때문이다.

등산은 주로 아침식후나 점심식후에 하는데, 그날의 스케줄에 따라 낮에 시간이 없으면 저녁에 집 주위 공원에서 1시간 정도 걷기를 한다. 아침 · 저녁 30분간씩 "기혈순환기(의료용 바이브레이터)"를 이용하기도 하며, 취침 전에는 30분 정도 족욕(足浴)을 하기도 한다.

복식호흡(腹式呼吸)이란 글자 그대로 배로 호흡하는 것을 말하며, 단전(배꼽 밑 9cm정도 아랫부분)까지 숨을 모은다고 하여 단전호흡이라고도 한다. 숨을 들이쉴 때(천지의 기운을 마셔 내 몸을 활력이 넘치는 생기(生氣)로 바꾼다고 생각하며)에는 아랫배를 불룩하게 단전까지 천천히 마셨다가, 숨을 내쉴 때(내 몸에 있는 모든 악기(惡氣)를 몰아서 밖으로 뿜어낸다고 생각하며)에는 아랫배를 최대한 등 뒤쪽으로 붙이면서 숨을 뱉는다. 복식호흡을 장기간 연습하면 나중에는 습관적으로 저절로 된다.

식이요법

옛날 먹거리가 부족했던 시절에는 당뇨가 별로 없었다. 그래서 한때 “당뇨는 부자병”이라는 말까지 있었으며, 어른들만 걸린다고 하여 “성인병”이라고도 하였다. 그런데 지금은, 식탁의 풍요로 인한 영양과잉과 영양불균형으로, 교통수단의 발달로 인한 운동부족으로, 다양하고 복잡한 사회구조로 인한 스트레스로, 이제는 어른 · 아이 할 것 없이 온 세계가 당뇨대란의 공포 속에 휩싸여 있다. 이제 우리는 식습관과 생활습관을 바꾸지 않는다면 코앞에 닥친 당뇨대란을 피할 수가 없을 것이다.

음식은 제때·골고루·알맞게 먹자

- 끼니를 거르지 말고, 식사시간은 일정하게, 제때에 먹는다.
- 정백(精白)식품과 인스턴트식품 · 육류지방의 섭취를 줄인다.
- 자연식품(씨눈달린 곡식류 · 채소류 · 버섯류 · 해

조류)으로 여러 가지를 골고루 먹는다.

- 과식하지 말고 알맞게 먹는다.(식사량은 포만감 80%선에서 끝내는 것이 좋다)

3대영양소와 미량영양소의 균형을 유지하자

과거 영양학회에서는 탄수화물 60%·단백질 20%·지방 20%의 비율로 영양을 섭취하도록 권장하고 있어 지금까지는 주로 3대영양소(단백질·탄수화물·지방) 섭취에만 신경을 썼다. 그로인해 만성대사병(심장병·당뇨·고혈압 등)이 계속 늘어나고 있는데 대해 많은 학자들이 연구한 결과, 췌장의 기능과 인슐린 저항성의 기능을 개선시켜 당뇨를 조절할 수 있는 물질이 바로 미량영양소(비타민·미네랄·효소·섬유질)라는 결론을 얻게 되었다. 3대영양소가 물론 더 중요하지만 그것만으로 우리 몸이 유지되는 것은 아니며, 7대영양소라고 말하는 미량영양소까지 충분히 섭취하여서 영양의 균형을 맞추어 주어야 한다.

미량영양소는 곡식의 껍질과 씨눈 속에 많이 들어 있는데, 이 껍질과 씨눈을 모두 깎아내 버린 정백(精

白)식품이 범람하고부터는 미량영양소가 절대적으로 결핍되는 영양불균형의 결과를 초래했고, 그로인한 당뇨 등 식원병이 급증하게 된 것이다. 지금이라도 미량영양소를 많이 섭취하기 위해서는 어떤 식품이든 껍질 째 · 씨 째 · 뿌리 째 · 열매 째 · 뼈 째 먹는 것이 좋다.

인체의 에너지 대사를 연소 작업에 비유를 한다면, 장작에 해당되는 것이 탄수화물 · 단백질 · 지방이고, 불쏘시개에 해당되는 것이 비타민 · 미네랄 · 섬유질이며, 불씨에 해당되는 것이 효소이다. 불쏘시개와 불씨가 없으면 아무리 장작이 많이 준비되어 있어도 소용이 없다. 그러므로 우리 인체에는 탄수화물 · 단백질 · 지방만 공급해 주면 되는 것이 아니라 비타민 · 미네랄 · 섬유질 · 효소도 충분히 공급해 주어 영양의 균형이 맞아야 에너지 대사가 왕성해지는 것이다.

알칼리성 식품을 즐겨 먹자

당뇨가 있으면 단백질과 지방대사에 있어서 시간이 많이 걸리기 때문에 몸이 산성으로 기울어지기 쉬우므로 알칼리성 식품을 즐겨 섭취하도록 해야 한다. 알칼리성 식품으로서 섬유질과 비타민 · 미네랄 · 효소가 많이 함유된 식품으로는 씨눈달린 곡식류 · 채소류 · 해조류 · 버섯류 · 과일류가 있으며 대표적인 알칼리음용수로는 전해환원수가 있다.

"좋은 물"을 많이 마시자 – 물을 바꾸면 체질이 바뀐다

영양공급이 덧셈이라면, "좋은 물"을 마시는 것은 뺄셈이라고 할 수 있다. 그 결과 몸이 스스로 건강해지려고 하는 능력을 지니게 되는 것이 "좋은 물"의 작용이다. 체질을 바꾸기 위해서는 인체의 70%를 차지하고 있는 물을 바꾸는 것이 가장 효과적인 방법이며, 이 물(체액)을 완전히 바꾸는 데는 약 90~100일이 소요된다고 한다.

"좋은 물"은 세포의 구석구석에 영양소와 산소를 운반 · 공급하고, 혈액을 청정하게 하여 혈액순환을 원활케 하고, 체내에 축적된 유독 · 유해물질 · 노폐물을 희석 · 용해시켜 몸 밖으로 배출시키며 체온을 조절한다. 또한 근육과 관절을 부드럽게 하고, 신진대사를 촉진하여 당뇨 등 각종 질병을 예방하며, 외부의 충격을 흡수하여 몸을 보호한다. 피부가 오그라들지 않게 유지하고, 장기들이 서로 달라붙지 않게 하며, 배변을 좋게 하고 임파액을 활성화시킨다.

질병이 없는데도 소변이 노랗게 되는 것과, 과음 후 두통이 오는 것도 모두 수분부족이 원인이며, 운동 후 물을 많이 마시면 피로가 빨리 풀리는 것도 물의 작용이다. 그런데 물의 공급에 있어서 양적인 공급만 신경 쓸 것이 아니라 몸속의 화학물질과 독소를 제거할 수 있는 "건강을 살리는 좋은 물"을 공급하는 일이 더 중요하다. 물을 마실 때는 한꺼번에 많은 양을 꿀꺽꿀꺽 급하게 마시는 것보다, 끓이지 않은 생수(生水)로 천천히 조금씩 자주 마시는 것이 좋으며, 아침기상과 저녁취침 전에 마시는 한두 잔의 물은 곧 보약이나 다름없다.

야윈 당뇨나 비만당뇨, 모두 정상체중 유지가 중요하다

살이 찐다는 것은 영양과잉 섭취로 초과 섭취된 영양이 지방으로 축적되기 때문이며, 체중이 빠진다는 것은 영양이 부족하여 체내에 저장된 지방을 꺼내서 에너지로 사용하기 때문이다.

그러므로 야윈 체질의 당뇨는 충분한 영양섭취로 정상체중을 유지해야 한다. 섭취한 영양소가 세포내로 흡수되지 못하여 영양부족이나 영양불균형으로 당뇨가 왔을 수도 있는데 음식마저 적게 먹으면 안 된다. 그러나 한꺼번에 많이 먹으면 혈당수치가 급상승하게 되므로 조금씩 여러 번 나누어 먹는 것이 좋다. 반대로 비만체질의 당뇨는 영양과잉이나 영양불균형이 원인일 수 있으므로 탄수화물이나 육류지방의 과잉섭취를 제한하여 체중을 줄여야 한다.

당뇨에 이로운 좋은 식품들

한 가지 식품으로 당뇨를 고치는 특효한 식품은 아직까지 이 세상에서 없다. 반대로 당뇨에는 절대로 먹지 말라는 식품도 없다. 그러나 좋지 않은 식품은 자주 먹지 않는 것이 좋으며, 좋은 식품은 자주 먹되, 여러 가지 식품을 골고루 먹는 것이 더 좋다.

그 중에서도 말리고 저장한 식품보다 제철에 나오는 싱싱한 식품을 먹는 것이 좋으며, 우리의 전통식품인 된장 · 고추장 · 간장 · 김치는 세계가 인정하는 신비의 발효식품이다. 특히 정월 대보름날 먹는 우리의 전통음식인 오곡밥과 나물반찬은 당뇨에 최고의 식단이며, 이밖에도 쌈밥 · 비빔밥 · 된장찌개 · 김치찌개 · 콩나물 · 우거지(시래기) 등도 당뇨에 좋은 음식과 식품들이다.

몸에 좋은 식품이라고 누구에게나 다 좋은 것은 아니다. 콩팥기능이 안 좋은 사람은 콩 음식의 과다섭취는 해로우며, 간 기능이 나쁜 사람은 녹즙의 과다 섭취를 조심해야 한다. 위궤양이 있는 사람에게는 위 점막을 자극시키는 생마늘이 해로우나 구워서 먹는 것은 괜찮다. 이렇게 질병뿐만 아니라 체질에 따라서도 좋은 식품과 좋지 않은 식품이 서로 다른 경우가 있다. 체질에 따라 현미가 좋을 수가 있고, 보리가 더 좋을 수도 있으며, 양파가 좋을 수도 있고, 다시마가 더 좋을 수도 있다. 자기가 어떤 체질인지, 어떤 식품이 맞는지, 경험을 통해서 자기에게 맞는 식품을 찾아 섭취하는 것이 중요하다.

▷ 씨눈 달린 곡식류

일반현미 · 찹쌀현미 · 흑미 · 푸른 회색빛 차좁쌀 · 좁쌀 · 콩 · 팥 · 수수 · 옥수수 · 보리쌀 · 율

무 · 녹두 · 메밀 · 통밀 · 참깨 · 들깨 등

▷ 채소류

달래 · 쑥 · 씀바귀 · 냉이 · 두릅나물 · 느릅나물 · 취나물 · 죽순 · 파 · 부추 · 케일 · 브로콜리 · 신선초 · 컴프리 · 알팔파 · 미나리 · 깻잎 · 양배추 · 쑥갓 · 시금치 · 상추 · 호박 · 고추 · 오이 · 토마토 · 고추 · 가지 · 마늘 · 양파 · 생강 · 더덕 · 우엉 · 당근 · 연근 · 도라지 · 무 · 고구마 · 감자 등, 채소를 그냥 먹기가 어려우면 녹즙으로 만들어서 마셔도 좋다.

▷ 버섯류

송이버섯 · 양송이버섯 · 새송이버섯 · 표고버섯 · 느타리버섯 · 팽이버섯 · 싸리버섯 · 뽕나무버섯 · 꾀꼬리버섯 · 능이버섯 · 말굽버섯 · 상황버섯 · 차가버섯 · 영지버섯 · 운지버섯 등

▷ 해조류

다시마 · 김 · 미역 · 해파리 · 매생이 · 톳 등

▷ 과일류

생무화과 · 블루베리 · 귤 · 매실 · 포도 · 파인애플 · 감 · 복숭아 · 자두 · 사과 · 배 등 과일에는 섬유질 · 비타민 · 미네랄이 풍부히 들어 있어 당뇨에 좋은 식품이다. 그러나 한꺼번에 많이 먹으면 과일속의 당분으로 인하여 혈당이 올라갈 수가 있으나 조금씩 먹는 것이 좋다.

▷ 견과류

무화과 · 잣 · 호두 · 은행 · 호박씨 · 해바라기씨 · 아몬드 · 땅콩 등

▷ 식이요법의 효과를 상승시키는 미량영양소 식품들

미량영양소 식품은 각종 효소류 · 비타민류 · 미네랄류 · 섬유질 등 당뇨인에게 부족 되기 쉬운 미량영양소를 농축하여 간편하게 섭취할 수 있도록 제품화된 식품으로서, 식이요법의 효과를 증대시켜준다.

자연식품을 그대로 먹는 것이 가장 좋은 방법이지만 여러 가지 영양소를 골고루 균형 있게 섭취하기란 바쁘게 살아가는 현대인들에게는 결코 쉬운 일이 아니다. 그리고 지금 유통되고 있는 식품들을 살펴보면

공기오염 · 수질오염 · 토양오염으로 인해 농산물이 오염되었거나, 자연 유기농법이 아닌 화학영농의 촉성재배로 인하여 영양소는 점점 떨어지고 있다.

또한 대부분의 수입 농수산물은 과다한 방부제와 살충제의 처리로 오염되었으며, 식품의 정제과정과 조리과정에서도 중요한 미량영양소가 대부분 파괴 유실되었다. 그런 가운데 복잡한 현대생활에서 오는 스트레스와 공해는 체내 미량영양소의 소모를 더욱 가중시키고 있어 균형 있는 영양 상태를 유지하기란 쉽지가 않다.

이처럼 균형이 깨진 영양 상태로 혈당조절이 잘 안될 때에는 부족하기 쉬운 미량영양소를 보충해 주면 식이요법의 효과를 증대시킬 수 있다. 추천하는 미량영양소 제품으로는 스피룰리나 · 맥주효모 · 비타민C · 녹황색채소 녹즙 · 죽염 · EPA&DHA · 마늘환 · 다시마환 · 양파즙 등이 있다.

그러나 시중에 유통되는 제품들 중에는 성분함량 미달제품 · 효능 과대선전제품 · 턱없이 비싼 제품 · 불량제품 등 믿을 수 없는 제품들이 너무나 많으며, 가격과 품질이 천차만별이므로 거짓 선전에 속지 않도록 세심한 관찰과 확인이 필요하다.

▷ 기타

두릅나무뿌리 · 산뽕나무뿌리 · 칡뿌리 · 천년초선인장 · 계피 · 화살나무 · 산딸기 · 오디 · 질경이 · 민들레 · 초란 · 초콩 등도 당뇨에 좋은 식품들이다.

당뇨에 이롭지 않은 식품들

당뇨에 절대로 먹지 말라는 음식은 없지만 그래도 정백식품이나 인스턴트식품 · 육류지방의 과다섭취는 피하는 것이 좋다.

▷ 정백(精白)식품과 5白식품

껍질과 씨눈을 깎아낸 각종 곡식류와 흰 쌀 · 흰 밀가루 · 흰 설탕 · 흰 소금 · 흰 조미료

▷ 인스턴트 식품류(모든 가공식품)

비스켓류 · 과자류 · 사탕류 · 빙과류 · 소스류 · 버터 · 소시지 · 통조림 · 자장면 · 라면 · 국수 · 빵 · 햄버거 · 핫도그 · 토스트 · 피자 · 사이다 · 콜라 · 초콜릿 · 케찹 · 마요네즈 · 어묵(오뎅) · 각종

떡 · 떡볶이 등

▷ 육류식품의 지방성분

소고기 · 돼지고기 · 닭고기 등 육류식품에 포함된 포화성 지방은 각종 성인병의 원인이 되므로 되도록 적게 먹는 것이 좋다. 꼭 먹고 싶을 때는 지방을 떼어내고 살코기만 먹되 굽거나 끓여서 먹는 것보다 삶아서 먹는 것이 좋으며, 가장 나쁜 것은 기름에 튀겨서 먹는 것이다. 그러나 육류식품 중에서도 오리고기와 개고기는 불포화성 지방이라 다른 육류고기에 비해 많이 권장되는 편이다. 그리고 민물고기는 민물의 오염으로 중금속 및 다이옥신 함량이 바다생선보다 훨씬 높으므로 섭취 시 주의를 요한다.

▷ 튀긴 음식류

도넛 · 동그랑땡 · 돈까스 · 통닭 · 새우튀김 · 생선튀김 · 고구마튀김 · 야채튀김 등 튀긴 음식에는 과산화 지질이 많이 들어있어 해롭다.(특히 간에 부담을 준다)

▷ 트랜스 지방산

지방산에는 동물성기름인 포화지방산과 식물성기름인 불포화지방산이 있다. 그동안 포화지방산은 심장병이나 비만 같은 혈관질환의 주요원인이 되는 반면, 불포화지방산은 혈관 건강에 유익한 것으로 알려져 왔다. 그러나 연구 결과 불포화지방산에도 포화지방산 못지않게 혈관 건강에 나쁜 영향을 미치는 지방산이 있는 것으로 밝혀졌는데, 이 지방산이 바로 트랜스 지방산이다.

트랜스 지방산은 액체상태의 식물성기름을 마가린 · 쇼트닝 같은 유지(油脂)나 마요네즈 · 소스 같은 양념 등 고체 · 반고체 상태로 가공할 때, 산패(酸敗)를 억제할 목적으로 수소를 첨가하는 과정에서 수소와 결합해 생성되는 지방산을 일컫는다. 산패는 유지를 공기 속에 오래 방치했을 때 산성이 되어 불쾌한 냄새가 나고, 맛이 나빠지거나 빛깔이 변하는 현상을 말한다.

트랜스 지방산을 많이 섭취할 경우, 포화지방산과 마찬가지로 체중을 늘게 하고, 해로운 콜레스테롤인 저밀도 지방단백질(LDL)이 많아져 심장병 · 당뇨 · 동맥경화증 · 암 등의 질환을 유발 · 촉진시킨다고 한다. 트랜스지방이 많이 들어 있는 식품으로는 마가린 · 쇼트닝 · 마요네즈 · 소스 · 파이 · 피자 · 도넛 · 케이크 · 쿠키 · 크래커 · 팝콘 · 스프 · 유제품 · 어육제품 등으로 알려져 있다. 가정에서 음식을 조리할 때 한번 튀긴 기름을 다시 튀기거나 같은 기름을 여러 번 가열하면 트랜스지방이 더 많이 만들어지므로 한번 튀긴 기름은 다시 사용하지 말고 일단 개봉한 기름은 냉장 보관하는 것이 좋다.

저자의 식이요법 체험기

다음은 저자가 하고 있는 식이요법을 요약한 것이지만, 같은 방법일지라도 누구에게나 똑같은 효과가 나타나는 것이 아니라 체질 · 체력 · 체격 · 연령 · 생활환경에 따라 다를 수가 있으므로 이렇게도 해보고 저렇게도 해봐서 자기에게 맞는 방법을 찾아야 한다.

▷ 밥과 부식(반찬 · 국 · 생채소류)의 비율은 밥(30~40%) : 부식(60~70%)으로 한다.

▷ 밥을 지을 때는 – 푸른 회색빛 차좁쌀(20%) : 찹쌀현미(20%) : 검은콩(10%) : 붉은콩(10%) : 일반현미(10%) : 흑미(10%) : 율무(10%) : 찰수수(10%)의 비율로 혼합한다. 푸른 회색빛 차좁쌀을 구하기 어려울 때는 황색 좁쌀로 대치한다.

▷ 부식은 채소류를 위주로 해서 해조류 · 버섯류와 함께 번갈아 가면서 골고루 먹으며, 아래 5가지의 식품은 거의 매일 매끼마다 먹는 편이다.

- 생 양파(테니스 공 크기의 작은 것) 1/2개
- 생 마늘이나 구운 마늘(깐 것으로 중간크기) 2~3개
- 생 다시마 또는 튀긴 다시마(손바닥 반쪽 크기) 3~4장
- 생 채소류(여러 가지 채소를 그때그때 형편에 따라) 적당히
- 생 굴(엄지손가락 한마디 크기 / 가을~봄까지) 5~6개

▷ 청국장 · 된장 · 고추장 · 김치 등 발효식품을 즐겨 먹으며 된장찌개 · 쌈밥 · 비빔밥 등 주로 한식으로 먹는다. 한 가지만 오래 먹어 싫증이 날 때는 이것저것 기호에 따라 번갈아 가면서 먹으며, 채소류를 날것으로 먹게 되면 기생충의 감염이 우려되므로 3개월에 한번은 구충제를 복용한다.

▷ [오후불식(午後不食)요법]으로 식사횟수는 아침(07시) · 점심(13시), 하루 2끼만 먹는다. 중요한 모임이나 경조사 등 특별한 일이 있으면 어쩔 수 없지만, 그런 경우가 아니면 13시 이후 다음 날 아침 07시까지는 전해환원수 외에는 아무것도 먹지 않는다.

오후불식(午後不食) 요법

요가나 불가(佛家)에서 수천 년 동안 이어온 오후불식이 수행의 기본요건이라는 것은 잘 알려진 사실이며, 이 수행법에는 식사시간이 일정하게 정해져 있다. 그 이유는 하루 중에서 인체의 오장육부가 활동하는 시간이 다르기 때문이다. 그래서 음식을 소화하고 흡수하는 시간이 아닐 때 음식을 섭취하는 것은 오히려 심신에 해로운 영향을 끼치게 된다.

하루 중에서 위장의 활동이 가장 왕성하고 소화액도 가장 많이 분비되는 시간은 07~09시이다. 대개 이 시간을 넘기면 오히려 공복감을 느끼지 못하고 지나친 위산 등이 분비로 위장병을 초래할 수 있으므로 가능한 한 이 시간에 식사를 하는 것이 좋다, 그러나 오전부터 오후 3시까지는 인체가 외부로부터 기를 받아들이는 시간이기 때문에 이 사이에 식사는 인체에 유익하다고 할 수 있다.

문제는 오후 늦은 시간에 식사를 하거나 식후에 바로 자는 습관이다. 오후 3시 이후 새벽 3시까지는 인체의 장기 중에서 신장의 배설기능이나 간의 회복

시간이기 때문에 이 때 식사를 하거나 뱃속에 음식이 차있으면 건강을 해치게 된다. 위장의 기능이 정점에 달하는 것은 정오쯤이며, 그 이후는 위장 기능이 약해지면서 상대적으로 신장이나 간 기능이 왕성해지는데. 오후에 많이 먹으면 신장이나 간 기능이 저하될 수 있다.

예를 들면 저녁을 많이 먹고서 자고 나면, 아침에 손이나 얼굴이 붓고 머리가 맑지 못하고 하루가 몹시 피곤함을 느낄 것이다. 이러한 이유는 신장이나 간이 활동할 시기에 음식이 위장에 있어, 인체의 기능이 모두 위장의 소화에 집중되므로 신장의 배설 기능뿐만이 아니라, 신장질환을 유발시킬 수가 있다. 또한 뇌의 혈액순환이 되지 못하기 때문에 머리가 맑지 못하고 지능이 떨어지게 된다.

뿐만 아니라 간의 기능이 떨어져 피로회복이 안되고 생명력이 감퇴된다. 그래서 위장이 빈 상태로 잠을 자면 신체 전반의 기능이 원활해져 피로가 바로 풀리고 머리가 상쾌해지므로 생활에 활력을 불어넣게 된다. 오후불식을 하면 몸이 가벼워지면서 졸음도 줄일 수 있으며, 속이 편안해서 정신을 집중하는데 크게 도움이 된다는 것이다. 밤에 먹는 것을 참기 힘든 사람들의 대부분은 늦잠을 자고 아침 식사를 거르는 경우가 많다. 장기 운동이 가장 활발한 때를 놓치고 밤이 되서야 배가 고프고 허기가 지는 것이다. 이런 때는 과일이나 물로 허기를 채우고 일찍 잠자리에 들어 이른 아침 일어나 꼭 아침식사를 하는 것이 좋다. 대부분의 비만 · 소화기계의 질환 · 신장질환 · 당뇨 · 우울증 · 신경성 질환 · 고혈압 피로 등은 늦은 식사에 원인이 있는 경우가 많다.

오후불식을 처음부터 단번에 시작하기가 힘들면 기간을 두고 조금씩 시간을 앞당기거나 식사량을 줄여가면서 하는 방법도 있다. 즉 저녁을 먹되 1주일 단위로 저녁 식사시간을 30분씩 앞당기고 그때마다 식사량을 조금씩 줄여 나가는 것이다. 그렇게 하여 오후 5시까지 시간을 앞당길 수 있다면 그 후부터는 고생하지 않고 쉽게 오후불식을 할 수가 있을 것이다.

그러나 오후불식이 누구에게나 똑같은 효과가 나타나는 것은 아니며, 체질에 따라 결과가 다르게 나타날 수도 있으므로 잘 관찰하면서 시도하기 바란다. 체력이 약한 사람은 주의해야 하며, 특히 저혈당 증세가 있거나 공복 시 심한 허기증을 느끼는 사람,

중노동을 하는 사람, 혈당수치의 기복이 큰 사람은 오후불식을 하면 안 된다. 그리고 한 가지 참고로 알아둘 것은 당뇨가 있는 사람이 며칠씩 금식을 해야 하는 단식요법(斷食療法)은 매우 위험하므로 하지 않는 것이 좋다.

저자의 오후불식요법 체험기

처음에는 저녁 19시부터 22시 사이에 배고픔의 고통을 참기가 무척 어려웠다. 그럴 때마다 볶은 콩이나 견과류 · 과일 · 산야초효소 · 전해환원수 등으로 허기를 때우며, 다른 일에 몰두하기도 하고 심할 때는 일찍 잠을 청하기도 해 보았으나 그 고통은 이만저만이 아니었다. 그러나 1개월 정도 버티었더니 그 후로는 어느 정도 습관이 되어갔으며 이제는 마음대로 조절이 가능하다.

아침(07시) · 점심(12시) · 저녁(19시), 하루 3끼를 먹을 때는 아침 늦잠으로 알람시간을 맞추지 않으면 일어나기가 거북했으나, 아침(07시) · 점심(13시), 하루 2끼만 먹고부터는 아침 05시만 되면 눈이 저절로 떠지고 하루 종일 정신이 맑으며 몸이 가볍고 기분이 상쾌하다.

그 전에는 밤새도록 꿈으로 숙면을 이루지 못해 아침 늦게 기상을 하여도 몸이 무겁고 손 · 발 · 얼굴에 붓기가 있었으나, 오후불식을 하고부터는 꿈이 없으니 숙면을 취할 수가 있고, 붓기가 없으니 피부와 근육에 탄력이 있으며, 전신의 동작이 부드럽고 날렵하다. 또한 복부비만과 만성피로가 사라지니 최상의 컨디션을 유지할 수가 있으며, 무엇보다 기쁜 것은 잠을 이루지 못할 정도로 괴로웠던 종아리의 저림 증상이 감쪽같이 사라지고, 안정적인 혈당수치가 지속적으로 유지된다는 점이다.

오후불식을 하기 전에는 혈당수치의 변동 폭도 심했으나, 오후불식 이후로는 공복수치가 90~110mg/dℓ · 식후2시간 수치는 130~150mg/dℓ · 당화혈색소는 5.6~6.0%로 수치의 변동 폭이 현저히 좁혀진 사실에 대해 놀라지 않을 수가 없다. 소식(小食)이 건강 장수의 기본이라면 오후불식은 건강장수의 필수인 것 같다.

환원수요법

▷ 물은 생명의 근원이다

인간의 생로병사는 몸속의 물을 잃어가는 과정이라고 보면 된다. 우리가 태어나서 죽을 때까지 우리 몸에서 물이 차지하는 비중을 살펴보면 엄마 뱃속에서의 수정기에는 100%, 태아기에는 90%, 태어나서 유아기에는 80%, 차츰 성장하여 어린이가 되면 75%, 성인이 되면 70%, 노인이 되면 60%, 이렇게 점차 줄어들어 50% 이하가 되면 생명을 잃는다고 한다.

고대철학자 탈레스도 "물은 만물의 근원이며, 만물은 물에서 생겨나고 물로 돌아간다."고 했고, 세계보건기구(WHO)는 "현재 지구상에서 발생하는 질병의 80%는 물에 의한 것으로, 물만 잘 마셔도 질병을 예방할 수 있다."라고 발표한 것만 보더라도 물이 인간의 생명과 건강에 깊이 관여하고 있다는 것을 알 수가 있다.

세계에서 100세 이상의 장수노인이 많기로 유명한 네팔 북쪽의 훈자, 구소련 변방인 코카서스의 아브하지야, 중미 에콰도르의 발카밤바 지역의 장수노인에 대한 연구결과 공통적인 것은, 좋은 물과 고산 지대의 깨끗한 공기를 마신 것이 장수의 비결로 밝혀졌다.

▷ 이것이 그 유명한 "기적의 물"이다 – 프랑스의 "루르드의 물"

프랑스 남서부의 피레네 산맥 기슭에 있는 루르드 마을은 연간 500만 명이나 되는 순례자가 방문하는 "기적의 물이 샘솟는 성지"로 유명하다. 이 샘물이 발견된 것은 1858년 2월의 어느 날이었다. 한 가난한 밀가루 가게의 딸인 베르나데트가 여동생인 드와 넷을 데리고 마른 나무를 주우러 나섰을 때의 일이다. 베르나데트는 그 근처에 있는 마사비엘 동굴에서 황금색으로 빛나는 찬란한 구름이 감돌고 있음을 보았다. 호기심에 마음이 움직인 베르나데트는 빨려 들 듯 동굴 속으로 들어갔다.

그 곳에는 흰 옷에 푸른 띠를 두르고 오른팔에 염주를 걸친 아름다운 귀부인이 공중에 떠 있는 것이었다. 그러면서 끊임없이 발밑을 파 보라고 말하는 것이었다. 베르나데트가 그 말대로 땅을 파보자 그 곳에서 물이 솟아 나왔다. 바로 이 물이, 마신 사람들의 병을 낫게 한다는 신비한 물이었다. 마을 사람들이 이 물을 지속적으로 마시자 그 때까지 낫지 않았던 질병이 나았던 것이다. 그 소문은 금세 퍼져나가 마침내 1862년에는 성당이 세워지고 1872년부터는 순례자가 찾아들기 시작했다. 그 후로 150여 년이 지난 현재에도 루르드의 성수는 마르는 일이 없이 샘솟기를 계속하여, 지금은 가톨릭 최대의 성지가 되어 있다. 그 외 멕시코의 트라코테의 물 · 독일의 노르데나우의 물 · 인도의 나다나의 물 등도 유명한 "기적의 물"로 소문이 나 있다.

옛부터 병을 낫게 하는 물을 약수(藥水)라 하였고, 그 약수가 나오는 곳을 약수터라 하였다. 그러나 안타깝게도 많은 약수들이 오염되어 지금은 마실 수조차 없는 물로 변해가고 있으며 그 오염의 확산은 계속되고 있다. 이런 가운데서도 세계의 몇몇 유명 약수터에서는 오늘날까지도 많은 난치병을 치유하고 있어 다행이라고 할 수가 있겠으나 언제까지 이 기적이 이어질지는 알 수가 없다.

수년 전, 일본의 각 TV방송국에서는 "기적의 물"이라 불리는 신비의 물을 취재 · 방영한 적이 있었는데, 이들 프로그램들은 이 "기적의 물"에 특수한 미네랄이나 특별한 미생물이 포함되어 있는지에 대한 것부터 조사를 했다. 그 결과 특별한 함유물은 발견되지 않았고, 보통의 우물물과 별 차이가 없었으나 한 가지 공통점이 있었는데 이들 모두에서 활성수소가 아주 많이 함유된 "환원수"였다는 것이다.

▷ 물에 수소를 주입해도 기적의 물은 되지 않았다

이로서 "기적의 물"의 정체가 활성수소에 의한 것이라는 것이 밝혀졌다. 그래서 일본 규슈대학 유전자공학부 시라하타 교수는 물속의 항산화물질을 연구하기 시작하였다. 그 "기적의 물"과 같은 물을 어떻게 하면 손쉽게 만들 수 있을까 생각하다가 첫 시도로 물에 수소가스를 주입해 보았다. 말하자면 수소가스 첨가수(添加水)인 것이다.

수소가스 첨가수는 환원력이 있음을 보여주는 마이너스의 ORP(산화환원 전위)를 나타냈으며 낮은 산소농도와 높은 수소농도를 나타냈다. 시라하타 교수팀이 나중에(1997년) 완성시킨 전해환원수와 표면상의 수치로는 비슷한 물을 얻을 수 있었다. 그러나 이 물로 활성산소 제거를 시도해 보았지만 아무리 해도 그 효과를 얻을 수가 없었다. 수소 그 자체는 매우 안정되어 있기 때문에 활성산소를 제거하기 위해서는 수소분자(H_2)가 아닌 원자(H)상의 활성수소가 아니면 효과를 얻을 수 없음이 확인된 것이다. 역시 전기분해를 통하여 활성수소를 발생시킨 원자(H)상의 활성수소가 가장 적합하게 활성산소를 제거해 준다는 것이 밝혀진 셈이다.

▷ "전해환원수기"란 무엇인가

"전해환원수기"란 활성수소가 풍부한 물을 제조해 내는 기기(器機)를 말하는 것이다. 즉, 물이 들어있는 용기에 이온이 잘 통과할 수 있는 특수 격막을 설치한 후, 격막의 양쪽에 양극(陽極)과 음극(陰極)이 배치되도록 한 다음, 전기를 흐르게 하여 물을 분해하면, 음극 측에는 칼슘 · 마그네슘 · 칼륨 · 나트륨 등의 양이온들이 모여들고, 반대로 양극 측에서는 염산 · 황산 · 질산 등의 음이온이 모여든다. 여기에서 음극 측에 생기는 물을 "전해환원수"라 말하고, 양극 측에 생기는 물을 "전해산성수"라 말한다.

전해환원수는 활성수소가 풍부하여 만병의 근원인 활성산소를 없애는 환원작용의 힘을 갖고 있으며, 본래 사람이 가지고 있는 치유력이나 생명력을 높여주는 “과학이 만든 기적의 물”이라 할 수 있다. 또한 물의 분자가 작고, 구조가 치밀한 6각수이기 때문에 체내에 빠르게 흡수되어 피를 맑게 하고, 각종 노폐물을 몸 밖으로 배출시켜 산성화된 체액을 알칼리성으로 되돌려 체질을 개선해 준다.

이 전해환원수가 질병에 치유효과가 있다는 것은 여러 가지 임상실험을 통하여 인정되어 왔으나, 그 효과에 대한 명백한 규명이 이루어지지 못한 채 오늘날에 이르렀다. 그러나 “기적의 물”이라고 불리는 프랑스의 루르드 · 멕시코의 트라코데 · 독일의 노르데나우 · 인도의 나다나의 물을 연구 · 조사하는 과정에서 이들 “기적의 물”속에는 전해환원수에 포함되어 있는 활성수소와 똑같은 원자(H)상의 활성수소가 풍부한 것을 발견하였다. 이로서 지금까지 의문을 가지고 있었던 “기적의 물”에 대한 모든 궁금증이 활성수소로 인해 풀어지게 되었다.

▷ 만병의 근원인 활성산소란 무엇인가

활성산소는 체내 대사과정에서 생성되는 산소 화합물로서, 우리가 호흡하고 있는 공기 중의 일반산소와는 다르다. 활성산소란 언뜻 보기에 활성이 강하여 우리 몸에 좋을 것으로 생각되지만, 일반산소에 비해 10,000배나 강한 산화력으로 세포막을 산화시키고 유전자를 손상시켜 노화촉진 · 당뇨 · 암 · 각종 만성병의 원인이 되는 등 오늘날 만성질환의 90%가 활성산소 때문이라고 밝혀졌다.

그러나 활성산소가 무조건 다 나쁜 것은 아니다. 외부로부터 이물질이 체내에 들어오면 인체에는 이 물질을 배제하는 면역기능 시스템이 발동하며, 이때 활성산소를 무기로 사용한다. 세균 · 곰팡이 · 바이러스 등 병원균이 몸 안에 들어오면 즉시 백혈구가 모여들어 병원균을 공격하고자 활성산소를 출동시켜 강한 살균작용으로 이것을 녹여서 신체를 보호하는 필요불가결한 것이다.

그래서 활성산소는 너무 많아도 안 되고 너무 적어도 안 된다. 활성산소가 필요 이상으로 많으면 세균이나 바이러스뿐만 아니라, 자기생체의 세포까지도 공격하여 손상을 입히게 되고, 너무 적으면 면역력이 저하되어 질병에 잘 걸리게 되므로, 적당한 양은 필요하지만 현재를 살아가는 사람들의 인체에는 흉기와 같이 무서운 활성산소가 과다한 양으로 쌓여 있는 것이 문제이다.

활성산소의 발생원인

- 섭취한 음식물이 소화흡수 될 때 각종 대사과정에서
- 흥분 · 충격 · 과민 등으로 스트레스를 받았을 때
- 심한 운동을 했을 때
- 장내 이상발효가 있을 때
- 호흡으로 흡입한 산소 중에서(약 2%)
- 담배를 피우거나 술을 마셨을 때
- 배기가스 · 공장매연 등 대기오염물질을 마셨을 때
- 농약 · 약품 · 식품첨가물 · 살충제 등 화학물질에 오염되었을 때
- 체내에 병원균이 침입해서 염증을 일으켰을 때
- 자외선 · 방사선에 과다노출 되었을 때

▷ 활성산소를 제거하는 활성수소란 무엇인가

물을 전기분해하면, 물 분자는 수산이온(OH)과 수소이온(H^+)으로 나누어지거나, H_2와 O로 나뉘게 된다. OH의 결합은 H_2의 결합보다 강함으로 보통은 OH와 H^+로 나누어진다. 이때 나누어진 H^+가 음극에서 전자(e−)를 받아서 활성수소(H)가 된다. 이 활

성수소(H)가 활성산소(O)와 결합하여 물(H_2O)로 변화하고, 이 물이 소변 등으로 대사되어 몸 밖으로 배출된다.

▷ **물을 바꾼다고 뭐가 달라지겠느냐** (글 : 일본 쿄오와병원 카와무라원장)

내가 처음으로 전해환원수와 만난 것은 1985년 2월이다. 아는 사람의 집에서 우연히 전해환원수를 마셨던 게 시초였다. 그 때는 단지 물맛이 좋은데 대한 느낌뿐이었는데, 그 후로 그 물과 이토록 오랜 관계를 유지하리라고는 전혀 생각하지 못했다. 물론 그 물을 치료에 사용한다는 생각은 전혀 없었다. 그도 그럴 것이, 물에 대해 특별한 관심도 없었을 뿐더러, 물이라는 것의 정체에 관한 지식도 전혀 없었기 때문이다.

전해환원수를 치료에 사용하게 된 직접적인 계기는 나 자신이 이 물을 마시고 여러 가지 체험을 했던 것에 있다. 아울러 같은 시기에 함께 전해환원수를 마시기 시작한 병원 직원 T씨의 놀랄만한 증상 개선도 내게 커다란 충격을 주었다. 사실 나는 처음에 그 물을 별로 믿지 않았다. 솔직히 말하자면 "물 따위를 바꾼다고 뭐가 달라지겠어?" 하는 마음이었다. 무엇보다도 몇 ℓ 씩이나 되는 물을 마셔야겠다는 생각도 없었고, "식사에 쓰이는 물 정도를 바꾸면 되겠지"라고 밖에 생각하지 않았다.

그러나 당시 당뇨병을 앓고 있던 T씨는 이 물을 대하는 마음이 나와는 달라서, 전해환원수를 마시고 병을 낫게 해보겠다는 의지가 아주 강했다. 직장에까지 페트병에 물을 담아 가지고 오는 철저함을 보였다. "물을 바꾼다는 것이란 저렇게까지 해야 하는 일인가" 하고 놀랄 정도였다. 그런데 그가 전해환원수를 마시기 시작한지 2주일 후에 혈당치가 확연하게 떨어졌으며, 소변에도 당이 나오지 않게 되었다.

그의 담당 주치의는 그가 전해환원수를 마시고 있는 것을 몰랐던 모양이다. 약도 전과 같은 것을 같은 양만큼 처방했다. 그런데 지금까지는 전혀 컨트롤할 수 없었던 당뇨병이 물을 바꾸는 것만으로 혈당치가 떨어지게 되었다는 것이다. 증상이 너무도 현저하게 개선되었기 때문에 나는 오히려 믿을 수가 없었고, 어쩌다 생긴 우연이 아닐까, 하는 생각이 들 정도였다. 그 후로도 그는 전해환원수를 지속적으로 마셨고, 겨우 2~3개월 정도가 지났을 뿐인데도 매우 건강해졌다. 말하자면 이 사건이 내게 있어서의 "증상 예 : 제1호"이다. 그는 그 후로 더욱 더 건강을 회복하여 63세로 병원에서 퇴직했는데, 지금도 건강하게 활동하고 있다.

이 사건을 계기로 그 후 많은 환자들에게 전해환원수 요법을 병행해본 결과 지금까지 20년 동안 3만여 명의 환자들이 여러 가지 질병이 개선되는 것을 통계적으로 볼 수가 있었다. 앞으로도 나는 난치성 만성질환자들에게 전해환원수 요법을 적극 권장할 것이다.

▷ **좋은 전해환원수기를 고르는 방법** (글 : 일본 쿄오와병원 카와무라원장)

좋은 전해환원수기를 고르는 포인트는 "전극판의 수명이 다할 때까지 활성수소를 일정하게, 그리고 지속적으로 생성해 낼 수 있느냐? 없느냐?"가 관건이라고 생각한다. 기계에 대해서는 문외한이었던 본인이 어떤 임상 경험을 계기로 매우 중요한 것을 깨달았는데 그 예를 소개한다.

도쿄에서 변호사로 일하는 중년 남성이 당뇨관리를 위해 전해환원수로 바꾼 이래로 순조롭게 회복이 되어가고 있었다. 그러나 반년 정도 지나자 증상이

다시 원래대로 돌아가 버렸다는 연락이 온 것이다. 환원수는 변함없이 마시고 있고, 양도 그대로이며, 자택에 설치한 환원수기도 구입한지 아직 6개월 밖에 안 된 것이니까 망가졌을 리도 없다며 고개를 젓고 있었다.

물에 문제가 있다고 생각하여 우리 병원에 입원을 시키고, 매일 혈당치를 측정하면서 자택에서와 같은 양으로 전해환원수를 마시게 했다. 그러자 어찌된 셈인지 금세 혈당치가 떨어지고 일주일정도 지나자 정상으로 돌아왔다. 이는 전해환원수기의 문제였다. 전해환원수기의 생명은 전극판인데, 이 전극판에 흡착물이 부착되면 전해능력이 떨어지고 환원력도 떨어지게 된다. 기계를 사용한 처음에는 활성수소를 정상적으로 만들어냈더라도, 사용하는 동안에 물속의 칼슘이나 마그네슘 등이 전극판의 표면에 부착되어 도금된 것처럼 차단막을 형성하게 된다.

이렇게 되면 아무리 물을 많이 마셔도 그저 단순한 알칼리수를 마시고 있는 것에 지나지 않는다. 전해환원수는 알칼리성의 힘으로 병에 대한 개선 효과를 나타내는 것이 아니라, 활성수소가 몸 안의 녹(산화물)을 제거함으로 면역력을 높여서 나타나는 효과인 것이다. 지금까지 본인은 20년 동안 환원수와 접해 오면서 여러 종류의 전해환원수기를 시험해 봤다. 그 결과 전극판의 성능저하를 방지하는 장치로서 2중 자동변환 교차방식 · 자동세정방식 · 선 세정방식 · 후 세정방식 등 여러 가지를 비교 실험해 봤지만 그중 가장 뛰어나다고 여겨지는 것은 2중 자동변화 교차방식(Double auto change cross line system)이었다.

이 방식은 전기분해를 3회 행할 때마다 전극판의 음극과 양극이 2중으로 자동 변환되는 시스템으로 내구성의 문제를 획기적으로 향상시켜 주었다. 늘 주기적으로 전극판의 양극과 음극을 자동으로 교체하게 되면, 그 때마다 전극판에 붙어있는 흡착물이 떨어져 나감으로써 도금 막의 형성을 근본적으로 막아 주는 것이다. 이처럼 전극판에 도금막이 형성되지 않으면 전극판 수명이 다할 때까지 사용할 수 있지만, 도금막이 형성된 채로 사용한다면 1~2년 정도만 사용해도 활성수소는 전혀 나오지 않는 알칼리수만 만들어내는 기기로 전락하고 말 것이다.

그러므로 전해환원수기를 구입할 때는, 전극판의 도금을 근본적으로 막을 수 있는 시스템의 채택여부에 따라 무려 10배의 수명차이가 나는 경우가 있으며, 전해력과 환원력도 큰 차이가 있으므로 이 부분을 꼼꼼히 따져봐야 한다.

저자의 환원수요법 체험기

[환원수요법]은 저자가 1999년부터 지금까지 해 오고 있는 [식이요법]의 하나로 좋은 효과를 경험하고 있다. 아침 기상과 동시에 전해환원수를 두 컵(400cc)을 마시고, 잠자리에 들기 전에 한 컵(200cc)을 마신다. 그리고 식후 30분부터 다음식사 30분 전까지는 수시로 마시는데 하루 3~4ℓ 의 환원수를 마시며, 밥이나 국·찌개 등 모든 음식의 조리에는 전해환원수를 사용한다.

외출 시에는 항상 환원수병을 휴대하고 나가는 것이 이제는 습관이 되었으며, 음용수(전해환원수)뿐만 아니라 전해산성수의 효능(아스트린젠트)에 대해서도 그 효과를 톡톡히 경험하고 있다. 막내딸이 여드름 때문에 오랫동안 고생을 했는데 전해산성수로 아침·저녁 세안을 하고 수시로 얼굴에 스프레이를 하였더니 1개월 만에 여드름이 싹없어졌다고 아주 좋아했다. 그렇다면 "얼굴의 검버섯에도 효과가 있지 않을까" 생각되어 장모님께서도 같은 방법으로 해 보셨는데 1주일 정도 지나서 서서히 엷어지기 시작하여 2개월 정도 지난 뒤부터는 자세히 보지 않으면 보이지 않을 정도로 아주 깨끗해지셨다.

이렇게 꾸준히 음용수로 전해환원수를 마시고 피부 미용으로 전해산성수를 사용하였더니 맨 먼저 변비와 치질 · 발냄새 · 무좀 · 피부가려움증 · 여드름 · 검버섯이 없어졌으며, 서서히 만성피로가 줄어들고 시력이 회복되며 3다현상이 사라지기 시작했다. 6개월 후에는 고혈압 · 고지혈증 · 지방간 등 다른 합병증도 수치가 정상으로 자리 잡히기 시작했으며, 8개월 후에는 혈당 수치도 정상범위에서 안정적으로 유지할 수가 있었다.

식이요법의 일환으로 오후불식요법 · 환원수요법 · 효소요법을 함께 병행하고 있는데, 이 세 가지 요법은 앞으로도 죽는 날까지 중단하지 않고 계속 할 생각이다. 혈당관리가 잘 되지 않을 때 섭취했던 [미량영양소 식품]으로는 스피룰리나 · 맥주효모 · 비타민C · 녹황색채소 건조녹즙 · 죽염 · 마늘환 · 다시마환 등이며, 발효차인 보이차(普洱茶)를 하루 3~5잔 마시고 허브차도 자주 마신다.

효소요법

▷ 효소란 무엇인가

단백질로 이루어진 생체 활성물질로서, 영양소를 소화·흡수시켜 인체의 신진대사를 왕성하게 하고, 모든 생체반응의 화학적 작용을 촉진시키는 촉매역할을 한다. 효소는 생명현상을 영위하는 에너지의 근원으로 효소가 없다면 지구상의 모든 생물은 한 순간이라도 생명을 유지할 수 없을 것이다.

▷ 효소의 역할과 작용

- 아밀라아제(Amylase) : 밥·설탕 등 탄수화물을 포도당으로 분해한다.
- 프로테아제(Protsase) : 단백질을 아미노산으로 분해한다.
- 리파아제(Lipase) : 지방을 글리세롤과 지방산으로 분해한다.
- 셀룰라아제(Csllulase) : 섬유소(Cellulose)분해를 도와준다.
- 혈액 속의 효소는 음식의 소화와 근육·신경·혈

액 · 내분비선 등에서 합성을 도와준다.

- 간과 근육에서 당의 저장을 도와주고 지방을 지방 조직으로 바꿔준다.
- 체내 노폐물의 분해 · 배설을 촉진시킨다.
- 체내 유해물질의 해독 · 배설을 촉진시킨다.
- 혈당 · 혈압이 높으면 낮게, 낮으면 높게 하는 조절 작용이 있다.
- 콜레스테롤을 없애는 혈관 청소작용이 있다.
- 스트레스 해소 작용이 있다.
- 혈액을 정화시켜주므로 당뇨 · 치매 · 고혈압 등 만성질환 예방에 효과가 있다.
- 늙은 세포를 신속하게 제거하고 새로운 세포의 강화와 재생효과가 우수하다.
- 체액을 약알칼리성으로 유지시켜 체질개선 효과가 있다.
- 체내의 항상성(恒常性)을 유지해 준다.

▷ 효소를 섭취해야 하는 이유

효소에 대한 일반적인 상식은 단지 음식소화에 관련이 있다는 정도로만 알고 있으나. 신체의 모든 대사활동은 효소라는 물질에 의해 이루어지고 있으므로 효소의 중요성은 두말할 필요가 없다. 우리 몸에는 약 5,000가지 이상의 효소에 의해 수천가지의 화학반응이 각각 다르게 동시에 일어나고 있으며, 소화기능 · 뇌와 신경계 대사 · 물질대사 · 에너지 발생 및 저장 · 만성병의 예방 및 치료 · 신체조직과 장기의 면역체계뿐만 아니라 보고 · 듣고 · 말하고 · 생각하는 것까지도 효소에 의존하고 있다.

자연의 식품 속에는 많은 양의 효소들이 들어 있고, 우리 몸도 태어나면서도 일정량의 효소를 물려받았으나, 현대의 식생활은 효소가 결핍된 식품으로 바뀌었고, 사람도 나이를 먹음에 따라 효소가 점차 감소되어 노화가 촉진되는 것이다. 그러나 외부에서 지속적으로 효소를 공급해 준다면 체내의 물질대사는 왕성하게 진행될 수 있을 것이다.

▷ 활성산소를 제거해 주는 효소

활성산소를 체내에서 배출하기 위하여 우리 몸속에는 여러 가지 효소가 활동하고 있다. 예를 들면 수퍼옥사이드 디스뮤타제(SOD) · 카타라제 · 퍼옥시다제 등으로 불리는 효소들이 바로 그것이다. 젊을 때는 이런 효소들이 열심히 활동을 해주기 때문에 몸은 좀처럼 산화되지 않지만 나이를 먹게 되면 점점 효소의 활동이 약화되어 활성산소의 범람을 막지 못하게 된다. 이럴 때 체외에서 효소를 공급해 주면 활성산소의 제거에 많은 도움이 된다.

▷ 효소 만들기

5월부터 10월 사이에 산과 들에서 나는 목초들 중에서 열매 · 뿌리 · 잎 등을 채취하여 흑설탕(황설탕보다 흑설탕이 좋으며 백설탕은 쓰지 않는 것이 좋다)과 1:1로 혼합하여 발효 · 숙성시킨 효소를 산야초 효소라 한다.

당뇨나 고혈압 · 심장병 · 뇌졸중 등 난치병에는 산야초 효소처럼 좋은 보조식품은 없다. 저혈당이나 빈혈의 증상이 있는 경우에도 좋은 효과를 낸다. 여러 가지 재료를 섞어서 만들기도 하지만(백가지 이상의 산야초로 만든 효소를 백초효소라고 한다) 단일 식물만으로 만들기도 한다.(솔방울효소 · 오디효소 · 질경이효소 등)

* **재료** : 흑설탕, 오디 · 뽕잎 · 뽕나무뿌리 · 두릅나

무뿌리 · 솔방울 · 솔잎 · 천년초선인장 · 계피 · 질경이 · 민들레 · 쑥 · 양파 · 마늘 · 고들빼기 · 씀바귀 · 신선초 · 치커리 · 케일 · 산수유 · 오미자 · 구기자 · 오가피씨앗 · 무화과 · 블루베리 · 매실 · 머루 · 다래 · 산딸기 · 생강 · 칡뿌리 · 칡순 · 천마 · 산마 · 더덕 등 가축이 먹을 수 있는 것은 모두 재료가 될 수 있다. 한약재 상이나 식품매장에서도 구입할 수가 있지만 운동을 겸한 산책으로 산과 들로 나가 직접 본인이 채취하는 것이 더 좋을 것이다.(추천도서: 약이 되는 산야초 108가지/ 최양수 저/ 하남출판사/ 15,000원)

*** 준비물**

- 산야초를 씻을 수 있는 적당한 용기: 1개
- 산야초를 씻어서 담을 수 있는 적당한 소쿠리: 1개
- 주방용 소형저울(1kg 계량용): 1개
- 발효용기: 숨 쉬는 유리용기(제조사: 락앤락/ 용량: 2.4ℓ / 가격: 7,900원)나, 훼르망떼 안전발효용기(제조사: 한국UCD/ 용량: 10ℓ / 가격: 4만원)를 추천한다.

*** 재료손질과 계량 · 혼합 · 용기에 담기**

- 채취한 산야초(잎 · 줄기 · 뿌리 · 열매)를 깨끗하게 씻는다.
- 물방울이 떨어지지 않을 정도로 그늘에서 물기를 말린다.(시들게까지 말리지 말 것)
- 물기를 제거한 산야초를 3~5㎝ 길이로 자른다.
- 3~5㎝로 자른 산야초와 흑설탕을 소형저울을 사용하여 1:1로 계량한다.
- 1:1로 계량한 산야초와 흑설탕을 큰 용기에서 골고루 섞는다.(이때 물은 넣지 말 것)
- 버무려 혼합된 재료를 발효용기에 꼭꼭 눌러 담은 후 뚜껑을 꽉 잠근다.
- 내용물을 너무 많이 넣으면 발효과정에서 넘치기 때문에 용기의 80% 정도 넣는다. 2.4ℓ 용기엔 2kg(산야초 1kg + 흑설탕 1kg) 정도, 10ℓ 용기엔 8kg(산야초 4kg+ 흑설탕 4kg) 정도를 넣으면 알맞다.

*** 발효 · 숙성시키기**

- 뒤뜰의 그늘진 곳이나 지하실의 서늘한 곳에 3개월 이상 둔다.(땅에 묻으면 더 좋다)

- 2~3일 후에는 산야초의 수액과 흑설탕이 혼합되면서 꿀과 같은 액체가 만들어진다.
- 이때 바닥에 가라앉은 설탕은 흔들어서 섞어주고, 내용물은 뒤집어서 꼭꼭 눌러준다.
- 특히 여름철에 뒤집기를 잘못하거나 뚜껑을 꽉 잠그지 않으면 곰팡이가 필 염려가 있다.
- 3개월(90일)이 지나면 발효가 끝나고 숙성을 하기 시작한다.
- 3개월 발효가 끝나면 바로 음용을 해도 되지만, 6~12개월 정도 더 숙성한 다음 음용하면 더 좋다.

*** 희석 및 음용하기**

- 발효숙성이 끝난 효소를 음용할 때, 산야초건더기는 건져내서 원액을 짜낸 후 버리고 원액만 음용한다.
- 짜낸 건더기에 원액이 덜 빠지고 남아 있을 경우에는 환원수로 한번 씻어서 그 희석액을 마셔도 된다.
- 원액은 냉장실에 보관하여 두고 수시로 필요한 만큼만 꺼내 희석하여 음용한다. 희석비율은 효소원액(1):환원수(10~20)로 각자의 기호에 따라 맞게 희석하면 된다.

저자의 효소요법 체험기

오디·솔방울·솔잎·질경이·민들레·양파·마늘·고들빼기·씀바귀·산수유·오미자·생강·칡뿌리 등을 재료로 하여 만든 여러 가지 효소를 지하실에 보관해 두고 1년 내내 전해환원수에 희석하여 먹고 있다. 원액으로 40ℓ 정도만 만들어 놓으면 혼자서 1년은 먹을 수 있다. 1.8ℓ 페트병에 효소원액을 100cc 넣고, 나머지(1,700cc)는 전해환원수로 희석한 것을 효소환원수라 한다. 효소환원수는 아침부터 12시까지 오전에만 마시고, 12시 이후부터 취침 전까지는 효소를 희석하지 않은 전해환원수를 마신다.

섬유질요법

혈당관리에 있어서 섬유질식품의 역할이 크므로 섬유질식품의 공급을 늘리는 것이 좋다. 섬유질은 인체 내에서 소화되지 않고, 흡수되지 않기 때문에 배설이 촉진된다. 즉 소화와 흡수 · 배설이라는 중요 생리대사를 조정해 주는 기초 물질이다.

소화기관에서는 소화의 시간을 제어 · 통제하는 기능을 하고, 흡수기관에서는 흡수의 시간을 조정해 주는 기능을 하며, 배설기관에서는 배설을 촉진시키는 일을 한다. 그래서 소화기관인 위(胃)를 건강하게 유지시켜 위장병을 억제하고, 소장의 흡수기능을 평준화 시켜 6m나 되는 소장 전부가 제 기능을 발휘할 수 있도록 조정해 주며, 배설기관인 대장에서는 머물러 있는 노폐물인 숙변의 배설을 촉진시켜 대장에 생길 수 있는 질병을 예방해 주기도 한다.

육식동물의 먹이에는 섬유질이 없기 때문에 작은 창자(소장)의 길이가 2m밖에 안되지만 초식동물은 무려 12m나 된다. 그런데 소장의 길이가 6m인 사람들의 먹거리가 2m의 소장을 가진 육식동물의 먹이와 같아지고 있기 때문에 흡수의 속도가 대단히 빨라졌다고 할 수 있다. 흡수의 속도가 빨라지면 흡수된 영양분을 대사하기 위한 모든 생리적 필요 물질들의 생성 또한 빨라질 수밖에 없다.

흡수된 포도당을 대사하기 위해서는 포도당과 정비례하여 인슐린이 분비되어져야 하는데 포도당의 흡수 속도가 빨라지게 되면 인슐린의 분비 속도도 빨라져야 하기 때문이다. 이러한 현상이 장기간 계속되면 췌장에 무리를 줄 수밖에 없다. 따라서 지쳐버린 췌장은 머지않아 인슐린을 정상적으로 분비할 수 없게 되어 혈중에는 과잉의 포도당이 남아 있어 고혈당증을 일으키게 되는데 이러한 현상이 곧 당뇨의 시초이다.

고혈당인 상태의 피는 점도가 높아져 순환의 장애를 일으키게 될 것이며, 점도가 높아진 피를 모세혈관에 순환시키기 위한 수단으로 혈압은 상승하게 된다. 이것이 고혈압의 시초이며, 혈관벽 속에 들어있으면서 혈관의 탄력을 조정해 주던 인슐린이 혈당소모에 파견되어 혈관은 유연성을 잃고 경화되어버리니 이것이 동맥경화증이며, 모세혈관 즉 말초혈관에 순환장애가 생기니 이것이 말초신경염이다.

피 속에 포도당이 많아지면 피가 정상적인 일을 할 수 없어 면역기능이 떨어진다. 면역 능력이 떨어져서 생기는 병은 부지기수이며 이런 현상들 모두가 섬유질을 무시해서 생긴 것들이기 때문에 섬유질의 결핍은 만성병 발생의 가장 큰 원인이 된 것이다.

이러한 식이섬유가 대장 벽에 붙어 있는 찌꺼기 등 각종 노폐물을 흡착해서 함께 빠져나가므로 숙변이 쌓이지 않으며 장이 깨끗해지므로 변비를 없애준다. 변비가 없는 한 치질은 생길 수 없으며 숙변이 부패될 때 생기는 독소 때문에 일어나는 질병은 간단히 예방된다. 섬유질은 모든 곡식의 씨눈 · 해조류 · 야채류 · 과일류에 많이 들어 있으며 특히 식품의 껍질과 씨앗에 많다. 당뇨에 어떤 섬유질은 좋고 어떤 섬유질은 나쁘다는 것은 없지만 되도록이면 섭취 시 불용성 섬유질은 70~80% 정도, 가용성 섬유질은 20~30% 정도 섭취하는 것이 이상적이다.

▷ 불용성 식이섬유

모든 곡식류나 채소류에 주로 들어 있는 섬유질로서 수세미처럼 거친 형태의 섬유질이며, 수세미같이 부피를 팽창시켜 노폐물을 흡착해 몸 밖으로 배출시킨다.

▷ 가용성 식이섬유

과일이나 해조류에 주로 들어 있는 섬유질로서 껌이나 젤리처럼 끈끈한 형태의 섬유질이며, 혈액 속에 녹아 들어가 혈관 벽에 붙은 노폐물을 젤리로 흡착해서 몸 밖으로 배출시킨다.

비타민요법

만일 인간에게 비타민이 고갈된다면 인류는 온통 질병으로 쓰러져 가고 말 것이다. 비타민은 그 자체가 생체 에너지원은 아니지만, 에너지원을 에너지로 만들어 주는데 크게 관여하는 물질이기 때문에 생물에게 있어서 비타민은 절대 필요한 영양소이다. 그 중 비타민C와 비타민B군은 당뇨치료에 필수적인 중요 영양소이다.

특히 단백질을 아미노산으로 분해하는 과정에서 비타민B_6가 없으면 단백질이 키산토레산으로 변하게 되는데 키산토레산은 인슐린 분비를 방해하는 성분이다. 단백질이 아미노산으로 분해를 할 때 당뇨에 좋은 아미노산(세린 · 글리신 · 알라닌 · 시스틴 등)으로 분해하기 위해서는 비타민B_6와 비타민C를 많이 섭취하는 것이 좋다.

자동차에 비유하면 포도당은 연료(휘발유)이고, 비타민 · 미네랄은 윤활유이다. 자동차는 연료의 힘으로 달리지만 윤활유가 없다면 얼마 못 가서 차체는 망가지고 말 것이다. 비타민 · 미네랄이 바로 윤활유와 같은 역할을 하는 것이며, 인간은 영양소에 의해서 살아가지만 이 영양소를 영양이 되도록 만들어 주는 것이 비타민 · 미네랄이다.

지금까지 인공합성식품이나 가공식품의 다량섭취와 단백질 · 지방 · 탄수화물 등의 3대 영양소만 중시하는 습관 때문에 비타민과 미네랄이 태부족하여 각종 만성병을 일으키고 있는 것이다. 원래 천연의 식품 속에는 꼭 필요한 양만큼의 비타민이 들어 있기 때문에 원형대로만 섭취한다면 비타민은 부족하지 않게 된다.

그러나 현대인의 식생활은 비타민을 비롯하여 각종 필수인자들이 들어 있는 부위를 모두 깎아내 버리는데, 밀을 정백시키면 거의 90% 정도의 필수인자들이 도망가 버린다. 보리밥을 먹는 한 비타민B_1의 부족현상은 오지 않도록 되어 있는데 보리를 정백시켜서 먹으면 그 보리 속에 들어 있는 비타민B_1은 모두 깎여나가 버리므로 부족현상을 일으키게 되고, 결국 비타민 결핍성 질환에 걸리게 된다.

비닐하우스에서 화학비료로 키운 채소류 속에 들어 있는 각종 비타민 분포를 보아도 야생에서 키운 채소와 현저하게 다르다. 비타민의 함량이 많은 식품을 선택한다는 것은 결국 건강을 관리하고 질병을 예방하고 치료한다는 점에서 좋은 생각이다. 우리는 주변의 훌륭한 영양사에 의한 영양 만점의 식사를 만들어 먹고 있지만 권태감 · 무기력 · 수족경련 등과 같은 증세를 흔히 볼 수 있는 것은, 조리하는 과정에서 비타민이 파괴되었거나 부족해서 일어나는 현상들이다.

이만큼 비타민은 사람이 살아가는데 대단히 중요한 위치를 차지하고 있을 뿐 아니라 비타민 없이는 사람이 살아갈 수 없게 되었다. 생체 내 신진대사활동은 비타민이라는 물질이 없는 한 잘 돌아 갈 수가 없기 때문이다. 현대인의 대부분은 3대 영양소는 과잉섭취하고 있으며 비타민과 미네랄은 부족하여 각종 만성병에 시달리고 있다.

식품에 열을 가하면 비타민의 상당부분이 파괴되고 미네랄은 흡수되기 어려운 형태로 바뀌며 그 가운데에서도 가장 심각한 것은 자연의 식품 속에 풍부한 효소가 모두 파괴된다는 사실이다. 효소는 섭씨70도 이상의 열에는 견딜 수 없게 된다. 자연의 식품 속에 들어있는 영양소가 불을 이용한 조리법에 의해 파괴되거나 흡수되기 어려운 형태로 변하면 그만큼 영양 가치가 떨어져 그것을 먹는 사람의 체력도 자연히 약해지는 것이다.

곡물을 도정할 때 씨눈과 껍질을 깎아 버림으로써 그 속에 들어있던 여러 가지 영양소, 즉 비타민·미네랄·효소·섬유소 기타 유효성분을 잃게 된다. 곡물의 씨눈과 껍질에는 생명을 유지하고, 병에 대한 저항력을 키우며, 늙지 않게 하는 영양소가 숨겨져 있다.

산업의 발달·인구의 도시집중·사회구조의 복잡성·핵가족 제도의 확산·식품공학의 발달 등은 인간의 식생활 패턴을 엄청나게 바꾸어 놓았다. 안이하고 능률적이며 운반하기 쉽고 저장성이 좋은 식품을 만들기 위해 식품산업이 만들어낸 것이 인스턴트식품인데, 저장성을 좋게 하기 위해서 방부제를 넣고, 신선하게 보이려고 발색제를 첨가하며, 입맛을 돋우기 위해 인공감미료나 화학조미료를 첨가하는가 하면 심지어는 눈길을 끌기 위해 인공색소로 물감을 들이는 등 각종 화학첨가물을 넣는다.

우리들은 하루 평균 약 20종류의 식품첨가물을 자기도 모르게 먹고 있는데 그 양은 약 3~10g에 이른다고 한다. 이들 화학첨가물 가운데는 발암물질의 원료가 되거나 또는 직접적으로 암을 일으키는 것도 있으며 일반적으로 간장을 몹시 피로하게 만든다. 경제수준의 향상으로 설탕과 육류의 소비가 늘었다. 이러한 식품들은 몸속에 산성노폐물을 축적하며 비타민이나 미네랄의 소비를 증대시킬 뿐만 아니라 혈액 중의 콜레스테롤이나 중성지방의 수준을 높여 고혈압 · 동맥경화증 · 심근경색 · 당뇨 등의 성인병을 유발한다.

백설탕은 뼈 속의 칼슘을 녹여내며 위와 장의 점막을 위축시켜 소화흡수율을 떨어뜨리고 저혈당증을 초래하여 당뇨나 정신분열증을 유발할 수 있다. 육류의 과다섭취가 심근경색이나 고혈압 그리고 암의 원인이 된다는 것은 잘 알려져 있지만 당뇨를 악화시킨다는 새로운 사실도 밝혀졌다. 백설탕이나 육류의 섭취는 그만큼 비타민과 미네랄의 수요를 증대시킨다.

그런데 우리들의 식생활 패턴을 보면 비타민과 미네랄이 풍부한 채소류 · 해조류 · 두류 등의 섭취가 상대적으로 부족한 형편이다. 결국 지금의 식생활은 칼로리의 과잉섭취와 비타민 · 미네랄 · 섬유질의 결핍이라는 심각한 영양의 불균형을 초래하고 있는 것이다.

현대인의 영양불균형을 가일층 증가시키고 있는 요인이 또 하나 있는데, 그것은 농약과 화학비료로 농사를 짓는 화학영농 때문이다. 화학영농으로 재배된 식품에는 비타민 · 미네랄 등 생명의 영양소가 현저하게 떨어진다. 뿐만 아니라 살충제 · 살균제 · 제초제 · 성장촉진 호르몬제 등의 농약은 인체에 대단히 해로운 영향을 끼치는데 심지어 돌연변이를 유발시켜 암을 일으키는 경우도 있다.

농약의 사용은 식량 증산에는 이바지하겠지만 한편으로는 천적의 멸종, 해충의 농약저항력 증가, 토양과 식수와 식품의 오염, 자연 생태계의 파괴 등으로 생활환경을 오염시키는 결과를 초래해 건강을 해치는 악 영향을 주고 있는 것이다. 외부에서 직접 발암물질을 먹지 않는다 하더라도 화학비료와 농약으로 오염된 식품을 먹으면 자신도 모르게 몸속에서 발암물질이 만들어질 수도 있다는 것이다.

▷ 수용성 비타민의 종류

– **비타민** B_1(Thiamine) : 당뇨예방과 치료

- 부 족 시 : 변비 · 체중감소 · 당뇨 · 심장비대증 · 신경쇠약 · 우울증 · 각기병 · 부종 · 식욕부진

• 해당식품 : 맥주효모 · 곡식의 씨눈 · 씨앗류 · 호두 · 콩 · 감자 · 미역 · 다시마 · 보리 · 녹색야채

– **비타민B_2**(Riboflavin) : 성장촉진

• 부 족 시 : 소화 불량 · 설사 · 각막염 · 백내장 · 탈모 · 습진 · 피로 · 간기능 부전 · 불면 · 두통

• 해당식품 : 맥주효모 · 콩 · 건포도 · 해바라기씨 · 곡식의 씨눈 · 녹색 채소 · 양배추

– **비타민B_3**(나이아신, 니코틴산 Nicotivamide) : 정신안정

• 부 족 시 : 구내염 · 구강염 · 설염 · 구토 · 설사 · 뇌기능 둔화 · 두통 · 현기증 · 소화 불량 · 불면증

• 해당식품 : 소맥 씨눈 · 현미 · 해바라기씨 · 녹색야채 · 땅콩 · 호두 · 콩 · 과일류 · 어패류

– **비타민B_5**(판토테인산) : 스트레스 해소

• 부 족 시 : 머리털이 희어진다. 피부염 · 관절염 · 저혈당 · 저혈압 · 만성피로 · 변비

• 해당식품 : 맥주효모 · 벌꿀 · 로열제리 · 곡식의

씨눈 · 콩류 · 땅콩

– **비타민B6**(피리독신) : 당뇨예방과 치료
- 부 족 시 : 탈모증 · 피부염 · 정신기능의 난조 · 편두통 · 우울 · 조로현상 · 불면증
- 해당식품 : 맥주효모 · 곡식의 씨눈 · 콩 · 과일류 · 호두 · 양배추 · 당근 · 피망

– **비타민B9**(엽산 Folic Acid) : 조혈 작용
- 부 족 시 : 악성 빈혈 · 치매 · 우울 · 식욕 상실 · 구토 · 설사 · 피로 · 정력 감퇴 · 입과 혀에 염증
- 해당식품 : 맥주효모 · 시금치 · 녹색의 야채 · 곡식의 씨눈 · 콩류 · 근대 · 오렌지

– **비타민B12**(시아노코발아민 Cyanocovalamin) : 빈혈예방과 치료
- 부 족 시 : 악성빈혈 · 발육부진 · 만성피로 · 식욕감퇴 · 집중력결여 · 견비통 · 신경통
- 해당식품 : 맥주효모 · 미역 · 다시마 · 대구알 · 해바라기씨 · 화분 · 포유동물의 간

– **비타민B_{15}** (판가민산 Phangamic Acid) : 산소 증가

- 부 족 시 : 저산소혈증 · 조로현상 · 세포의 산소결합력 감소 · 협심증 · 심장병 유발
- 해당식품 : 맥주효모 · 현미 · 호박 · 밀 · 깨 · 각종 과일의 씨 · 곡식의 씨눈 · 뿌리채소

– **비타민B_{17}**(아미그다린 Amygdalin) : 항암작용

- 부 족 시 : 악성빈혈 · 체력강하 · 암 발생
- 해당식품 : 살구 · 복숭아 · 매실 · 자두 · 사과씨 · 메밀 · 곡식의 씨눈 · 수수 · 산딸기 · 홍화

– **비타민C**(아스콜빈산 Ascorvic Acid) : 만성병의 필수

- 부 족 시 : 괴혈병 · 치조농루 · 저항력감소 · 회복력저하 · 각종 성인병 · 빈혈 · 갑상선 부전
- 해당식품 : 생채소류 · 과일류

▷ 지용성 비타민의 종류

지용성 비타민은 과잉섭취를 하면 체내에 축적되기 때문에 적당히 섭취하는 것이 좋으나, 수용

성이든 지용성이든 식물성식품에는 우리 몸에 필요한 만큼의 비율로 식물 내에 골고루 포함되어 있기 때문에 식물성 위주로만 음식을 섭취한다면 과잉섭취나 부족섭취를 걱정하지 않아도 된다.

– **비타민A** : 항암 및 눈 보호
- 부 족 시 : 야맹증 · 약시 · 호흡기질환 · 거친 피부 · 주름살 · 여드름 · 모발 건조 · 비듬
- 해당식품 : 간유 · 인삼 · 버터 · 계란 · 당근 · 무잎 · 감자 · 시금치 · 오이 · 토마토 · 황색야채 · 녹색야채 · 들깨 · 옥수수 · 생선의 간 · 밀 · 콩 · 고구마 · 모유

– **비타민D** : 뼈의 형성
- 부 족 시 : 꼽추 · 충치 · 골연화증 · 발육부진 · 골격형성 장해 · 골다공증 · 미네랄 대사 장애
- 해당식품 : 태양광선 · 생선의 간 · 버터 · 콩 · 곡식의 씨눈 · 버섯 · 메밀 · 마늘 · 옥수수 · 해바라기씨

– **비타민E** (토코페롤 Tocopherol) : 노화 방지
- 부 족 시 : 습관성 유산 · 불임증 · 조산 · 혈전증 ·

무력증 · 심장병악화 · 발암 조건

- 해당식품 : 식물성기름 · 콩기름 · 참기름 · 들기름 · 곡식의 씨눈 · 밀 · 옥수수

미네랄요법

미네랄 역시 비타민과 마찬가지로 에너지 발생은 하지 않으나 인체를 구성하고 있는 심장과 신경 및 근육의 활성을 조절하며 혈색소의 형성 및 심장 박동수를 조절하는 것 외에도 산소를 운반하거나 조직호흡을 도와주는데 중요한 필수인자이므로 당뇨치료에서는 빼놓을 수 없는 중요 영양소이다.

여러 가지 미네랄 중에서 특히 당뇨에 좋은 미네랄은 크롬 · 칼륨 · 칼슘 · 게르마늄 · 셀레늄 · 아연 등이며, 미네랄은 무기질성분이지만 매일같이 신진대사를 통하여 배설되기 때문에 자칫 결핍상태를 유발시킬 수도 있으므로 배설되는 만큼 섭취해서 보충해야 한다. 3대 영양소(탄수화물 · 단백질 · 지방)만 중요한 것이 아니라 비타민 · 미네랄 · 효소 · 물 · 공기 · 빛 · 열 · 습도 등이 모두 영양인자라고 해야 할 것이다.

미네랄은 무기미네랄과 유기미네랄로 구분하며, 무기미네랄은 공기 · 물 · 토양 속에 존재하는 순수광물질 상태를 말하는 것이며, 유기미네랄은 무기미네랄을 섭취한 식물 속에 존재하는 미네랄을 말하는 것이다. 유기미네랄을 섭취하면 무기미네랄보다 체내흡수가 잘되어 영양인자로서의 이용률을 높이고 체내에 축적될 우려도 감소되어, 무기미네랄을 직접 섭취하는 것보다 유기미네랄을 섭취하는 것이 훨씬 더 효과적이다.

▷ 미네랄의 종류

– **아연**(Zn) : 당뇨 예방과 치료

- 부 족 시 : 당뇨 · 전립선 비대증 · 불임증 · 혼수 · 탈모증 · 비듬 · 동맥경화증 · 간질 · 골다공증
- 해당식품 : 맥주효모 · 감자 · 소맥배아 · 호박씨 · 해바라기씨 · 완두콩 · 굴 · 양파 · 우유

– **3가 크롬**(Cr+3) : 당뇨 예방과 치료

- 부 족 시 : 당뇨 · 고혈압 · 동맥경화 · 심장병
- 해당식품 : 맥주효모 · 현미 · 곡식의 씨눈 · 굴 · 감자 · 해조류 · 콩 · 브로콜리 · 과일 · 버섯

– **칼슘**(Ca) : 체액 산성화 방지

- 부 족 시 : 골다공증 · 발육부진 · 충치 · 신경과

민 · 불면 · 우울증 · 근육 경련 · 간질

- 해당식품 : 생강 · 콩 · 상추 · 양배추 · 참깨 · 완두콩 · 멸치 · 굴 · 어패류 · 우골분 · 우유 · 치즈

– **칼륨**(K) : 혈압 조정

- 부 족 시 : 부종 · 고혈압 · 심장장애 · 심장마비 · 만성변비 · 심한 피로감 · 저혈당증
- 해당식품 : 콩 · 현미 · 야채 · 호두 · 감자 · 참깨 · 들깨 · 복숭아 · 자두 · 미역 · 다시마 · 김

– **세레니움**(Se) : 항암 작용

- 부 족 시 : 노화촉진 · 발암 · 고혈압 · 심장병 · 간세포의 괴사 · 심근 약화증 · 근육약화
- 해당식품 : 맥주효모 · 굴 · 참치 · 어패류 · 마늘 · 양파 · 버섯류 · 해조류 · 씨눈달린 곡식

– **게르마늄**(Ge–132) : 산소 이용률을 높이는 신비의 물질

- 부 족 시 : 산소결핍에 의한 각종 질병 및 성인병 발생
- 해당식품 : 맥주효모 · 신선초 · 컴프리 · 구기자 ·

인삼 · 마늘 · 생강

– **마그네슘**(Mg) : 정신안정

- 부 족 시 : 혈관확장 · 과민증 · 경련성질환 · 단백질대사 장애 · 부정맥 · 심장발작
- 해당식품 : 콩 · 밀 · 양배추 · 사과 · 레몬 · 복숭아 · 현미 · 시금치 · 참깨 · 들깨 · 견과류

저자의 섬유질요법·비타민요법·미네랄요법 체험기

아래의 식품들을 계절에 따라 그때그때 바꾸어 가서 골고루 섭취한다.

▷ 씨눈 달린 곡식류

일반현미 · 찹쌀현미 · 흑미 · 푸른 회색빛 차좁쌀 · 좁쌀 · 콩 · 팥 · 수수 · 옥수수 · 율무 · 참깨 · 들깨 등

▷ 채소류

달래 · 쑥 · 씀바귀 · 냉이 · 두릅나물 · 느릅나물 · 취나물 · 죽순 · 파 · 부추 · 케일 · 브로콜리 · 신선초 · 컴프리 · 알팔파 · 미나리 · 깻잎 · 양배추 · 쑥갓 · 시금치 · 상추 · 호박 · 고추 · 오이 · 토마토 · 가지 · 마늘 · 양파 · 생강 · 더덕 · 우엉 · 당근 · 연근 · 도라지 · 무 · 고구마 · 감자 등

▷ 버섯류

송이버섯 · 양송이버섯 · 새송이버섯 · 표고버섯 · 느타리버섯 · 팽이버섯 · 싸리버섯 · 뽕나무버섯

▷ **해조류**

다시마 · 김 · 미역 · 해파리 · 매생이 · 톳 등

▷ **과일류**

생 무화과 · 블루베리 · 귤 · 매실 · 포도 · 파인애플 · 바나나 · 감 · 복숭아 · 자두 · 사과 · 배 등

▷ **견과류**

말린 무화과 · 잣 · 호두 · 은행 · 호박씨 · 해바라기씨 · 아몬드 · 땅콩 등

식단 짜기

▷ 자율형 식단과 계산형 식단

식단에는 영양을 일일이 계산해서 식단을 짜 음식을 만들어 먹는 "계산형 식단"과 당뇨에 해로운 식품은 피하고 당뇨에 이로운 식품들 중에서 번갈아 가며 여러 가지 식품을 골고루 알맞게 섭취하게 하는 "자율형 식단"이 있다. "계산형 식단"은 영양학적으로는 합리적일지 모르나, 식품의 무게를 저울로 달아서 칼로리를 계산해야 하는 등 마치 실험실에서 키우고 있는 실험용 동물에게 적용하는 것처럼 교과서적인 복잡한 식단을 짜기란 쉬운 일이 아니다. 식단을 준비하는 주부도 힘들지만, 당사자 역시 감질나고 질려서 오래 실천하기란 정말 어려운 일이다.

그래서 "계산형 식단"은 지속적으로 유지하지 못하고 대부분 중도에서 포기하고 만다. "계산형 식단"을 지나치게 강요하면 오히려 스트레스를 받아 당뇨가 악화될 우려가 있으므로, 복잡하지 않고 오래 지속할 수 있는 "자율형 식단"을 권한다. 그러나 식단표 짜기가 얼마나 복잡하고 까다로운가를 여기서 한

번 알아보자. 우선 먼저 "식품교환표"와 "교환단위"를 알아야 하고, 자신의 표준체중을 알아야 하며, 그 표준체중에 맞는 하루에 필요한 총 열량을 알아야 식단을 짤 수가 있으므로 차례대로 알아보고자 한다.

▷ 식품 교환표란 무엇인가

식품 중에는 각각 다른 영양소들이 포함되어 있는데 어떤 식품에는 어떤 영양소가 얼마나 들어 있는가를 종류별로 분류해 놓은 표를 식품 교환표라고 한다. 식품 교환표는 곡류군 · 어육류군 · 채소군 · 지방군 · 우유군 · 과일군 이렇게 6가지 식품군으로 분류하고 있다.

[식품 교환표의 영양소 구성표]

식품군	곡류군	어육류군		
		저지방군	중지방군	고지방군
주영양소	당질	단백질	단백질	단백질
식품	밥	육류 어류	육류 어류	육류 어류
무게(g)	70	40 50	40 50	40 50
눈대중(g)	1/3공기	육류-탁구공크기, 어류- 작은 1토막		
당질(g)	23			
단백질(g)	2	8	8	8
지질(g)		2	5	8
열량(1kcal)	100	50	75	100

식품군	채소군	지방군	우유군	과일군
주영양소	비타민 무기질	지질	단백질 무기질	당질, 비타민 무기질
식품	채소	기름	우유	사과
무게(g)	70	5	200cc	100
눈대중(g)	익혀서 1/3컵	찻숟갈1	1컵	1/2개
당질(g)	3		11	12
단백질(g)	2		6	
지질(g)		5	6	
열량(1kcal)	20	45	125	50

- 위의 표에서 열량(㎉)은 각 식품군별의 1교환 단위의 열량을 나타낸 것이다. 즉 곡류군의 1교환 단위의 열량은 100㎉이며, 어육류는 각 지방군별로 50 · 75 · 100㎉이고, 채소군은 20㎉ · 지방군은 45㎉ · 우유군은 125㎉ · 과일군은 50㎉이다.
- 어육류군의 고지방군은 포화지방이 많이 포함되어 있고 열량이 너무 높아 당뇨환자에게 별로 권장하지 않는다.

▷ 교환 단위란 무엇인가

이 6가지 식품군 중에서 같은 식품군내에서도 같은 열량을 내는 일정한 단위를 정해 놓았는데 이것을 1교환 단위라고 한다.

중지방 어육류군 교환단위

단백질 8g, 지방질 5g, 열량 75㎉

식품명-무게(g)-눈대중

순두부-200g-1컵

두부-80g-1/6모

계란-55g-중 1개

고등어-50g-한토막

청어-50g-한토막

삼치-50g-한토막

꽁치-50g-한토막

준치-50g-한토막

민어-50g-한토막

갈치-50g-한토막

소 등심-40g-로스용 1장

돼지안심-40g-로스용 1장

메추리알-40g-중 5개

검정콩-20g-큰숟갈2

고지방 어육류군 교환단위

단백질 8g, 지방질 8g, 열량 100㎉

식품명-무게(g)-눈대중

뱀장어-50g-한토막

참치통조림-50g-1/3컵

꽁치통조림-50g-1/3컵

고등어통조림-50g-1/3컵

돼지삼겹살-40g

닭고기-40g

소꼬리-40g

소 혓바닥-40g

프랑크 소시지-40g

런천미트-40g

유부-30g-6장

치즈-30g-1.5장

소갈비-30g-한토막

돼지족발-40g-한토막

곡류군 교환단위

당질 23g, 단백질 2g, 열량 100kcal

식품명-무게(g)-눈대중

도토리묵-200g-1/2모

메밀묵-200g-1/2모

감자-130g-중 1개

토란-130g-1컵

고구마-100g-중 1/2개

삶은 국수-90g-1/2공기

쌀밥-70g-1/3공기

보리밥-70g-1/3공기

옥수수-50g-중 1/2개

모닝빵-35g-중 1개

식빵-35g-1쪽

보리쌀-30g-큰숟갈3

팥-30g-큰숟갈3

차수수-30g-큰숟갈3

차조-30g-큰숟갈3

율무-30g-큰숟갈3

현미-30g-큰숟갈3

백미-30g-큰숟갈3

밀가루-30g-큰숟갈5

미싯가루-30g-큰숟갈5

메밀국수-30g-1/2공기

당면-30g-1/2공기

저지방 어육류군 교환단위

당질 8g, 지방질 2g, 열량 50㎉

식품명-무게(g)-눈대중

해삼-200g-3/4컵

낙지-100g-1/3컵

미더덕-100g-1/4컵

조갯살-70g-1/3컵

굴-70g-1/3컵

멍게-70g-1/3컵

아나고-70g

꽃게-70g-중 1마리

홍합-70g-1/3컵
물오징어-50g
골뱅이-50g
홍어,조기-50g-한토막
복어,연어-50g-한토막
가자미-50g-한토막
동태-50g-한토막
광어-50g-한토막
소고기-40g-탁구공 크기
닭 살코기-40g-탁구공 크기
돼지 살코기-40g-탁구공 크기
어묵-30g-중 1장
굴비-15g-1/2토막
북어-15g-1/2토막

채소군 교환단위

당질 3g, 단백질 2g, 열량 20㎉

식품명-무게(g)-눈대중

가지,머위,미나리-70g-익혀서 1/3컵
숙주,근대,고사리-70g-익혀서 1/3컵
고구마순,시금치-70g-익혀서 1/3컵
당근,죽순,부추-70g

상추, 달래, 풋고추-70g

오이, 케일, 취나물-70g

무, 치커리, 셀러리-70g

버섯(양송이, 느타리, 표고), 피망, 양배추-70g

호박, 쑥갓, 콩나물-70g

포기김치, 깍두기-70g

물미역-70g

두릅, 냉이, 아욱-50g

쑥, 도라지, 풋마늘-50g

연근, 양파, 깻잎-50g

단호박-40g

우엉, 더덕, 고춧잎-25g

마늘쫑-25g

김-2g

야채주스-200g-1컵

지방군 교환단위

지방질 5g, 열량 45㎉

식품명-무게(g)-눈대중

땅콩-10g-중 7개

호도-8g-대 1개

잣-8g-큰숟갈1

참깨-8g-큰숟갈1

아몬드-8g-7개

해바라기씨-8g-큰숟갈1

마요네즈-7g-작은숟갈1.5

베이컨-7g-1조각

땅콩버터-7g

버터-6g-작은숟갈1.5

마아가린-6g-작은숟갈1.5

참기름-5g-작은 숟갈1

들기름-5g-작은 숟갈1

콩기름-5g-작은 숟갈1

옥수수기름-5g-작은 숟갈1

유채기름-5g-작은 숟갈1

미강유-5g-작은 숟갈1

카놀라유-5g-작은 숟갈1

쇼트닝-5g-작은 숟갈1.5

우유군 교환단위

당질 11g, 단백질 6g, 지방질 6g, 열량 125kcal

식품명-무게(g)-눈대중

우유-200g-200ml 1컵

락토우유-200g-200ml 1컵

탈지우유-200g-200㎖ 1컵
무당연유-100g-100㎖ 1컵
전지분유-25g-큰숟갈5
조제분유-25g-큰숟갈5
탈지분유-25g-큰숟갈5
저지방우유-200g-200㎖ 1팩
두유(무가당)-200g-200㎖ 1컵

과일군 교환단위

당질 12g, 열량 50㎉

식품명-무게(g)-눈대중

토마토-250g-대 1개
수박-250g-대 1쪽
복숭아(천도)-200g-소 2개
토마토 주스-200g-1컵
딸기,살구,황도-150g
참외,멜론,앵두-120g
파인애플,포토,키위-100g
사과,배,귤,오렌지-100g
단감,자두,바나나-80g

▷ 표준체중 구하기

하루에 필요한 열량은 체중에 따라, 활동량에 따라 각각 다르기 때문에 자신의 체중을 알아야 올바른 식단을 짤 수가 있다. 자신에게 맞는 표준체중을 구하는 방법은 여러 가지가 있으나 비교적 쉽고 정확한 방법은 다음과 같다.

남자의 표준체중(kg) = 키(m) × 키(m) × 22
여자의 표준체중(kg) = 키(m) × 키(m) × 21

위의 계산에서 ±5kg까지는 흔히 표준체중으로 허용하기도 하지만, 그 이상일 때는 비만이나 야윈 체중으로 분류되기 때문에 그 수치의 범위를 넘지 않도록 노력해야 한다. 참고로 비만과 체질량 지수 계산법은 다음과 같다.

비만도(%) = [현재체중(kg) ÷ 표준체중(kg)] × 100

비만도가 90~110%일 때 정상체중이며, 90% 미만이면 저체중, 111~119%일 때는 과체중, 120% 이상이면 비만으로 판정한다.

체질량 지수(BMI)
= 현재체중(kg) ÷ [키(m) × 키(m)]

서양인은 체질량 지수가 20~30까지도 정상으로 보지만, 동양인은 20~22까지만 정상으로 보고, 23~25까지를 과체중, 25 이상은 비만으로 본다.

▷ 하루의 총열량 구하기

활동을 많이 하는 사람은 많은 양의 칼로리를 섭취해야 하고 활동을 적게 하는 사람은 적은 양의 칼로리가 필요하기 때문에 아래와 같은 방법으로 계산하면 쉽게 필요한 칼로리를 알 수가 있다.

하루에 필요한 총 열량 = 표준체중(kg) × 활동량(kcal)

- 가벼운 활동 : 표준체중(kg)×활동량(25~30kcal)
  예) 사무직 · 전문직
- 보통의 활동 : 표준체중(kg)×활동량(30~35kcal)
  예) 주부 · 학생 · 영업직 · 배달원 · 교사
- 심한 활동 : 표준체중(kg)×활동량(35~40kcal)
  예) 운동선수 · 육체노동자

임산부는 에너지 필요량이 더 많기 때문에 위의

계산에서 임신초기에는 150㎉, 임신후반에는 350㎉를 더 추가해 주어야 한다. 수유부인 경우에는 500㎉를 더 추가해 주어야 하며, 임신하기 전에도 뚱뚱했다면 열량을 추가하지 않는 것이 좋다. 성장기의 어린이는 연령에 따라 4~6세는 체중 1kg당 90㎉, 7~10세는 70㎉, 11~18세는 남자 50㎉, 여자 45㎉를 더 공급해 주는 것이 좋다. 연령별 열량 권장량은 다음 표와 같다.

구분	나이(세)	체중(kg)	㎉/kg	㎉/일
남자	10~12	37	60	2,200
	13~15	50	48	2,400
	16~19	63	41	2,600
	20~29	66	38	2,500
	30~49	67	37	2,500
	50~64	67	36	2,400
	64~75	64	31	2,000
	75이상	60	30	1,800
여자	10~12	36	53	1,900
	13~15	48	42	2,000
	16~19	54	39	2,100
	20~29	53	38	2,000

	30~49	55	36	2,000
	50~64	57	35	2,000
	64~75	54	31	1,700
	75이상	51	31	1,600
임산부	전반기			+150
	후반기			+350
수유부				+500

▷ 총열량에 대한 식품군별 교환단위

채소군은 열량이 적을 뿐만 아니라 섬유질 · 비타민 · 무기질 등이 많이 들어 있어 7단위 이상 초과 섭취하여도 무방하므로 자유라고 표시하였다.

칼로리(kcal)	곡류군	저지방 어육류군	중지방 어육류군
1,000	4	2	1
1,100	5	2	1
1,200	5	3	1
1,300	6	3	1
1,400	7	3	1
1,500	8	3	1

1,600	8	4	1
1,700	9	4	1
1,800	9	4	2
1,900	10	4	2
2,000	11	4	2
2,100	12	5	2
2,200	12	5	2
2,300	13	5	2
2,400	13	6	2
2,500	14	6	2

칼로리(kcal)	채소군	지방군	우유군	과일군
1,000	7(자유)	2	1	1
1,100	7(자유)	2	1	1
1,200	7(자유)	3	1	1
1,300	7(자유)	3	1	1
1,400	7(자유)	3	1	1
1,500	7(자유)	3	1	2
1,600	7(자유)	3	1	2
1,700	7(자유)	3	2	2
1,800	7(자유)	4	2	2

1,900	7(자유)	4	2	2
2,000	7(자유)	4	2	2
2,100	7(자유)	4	2	2
2,200	7(자유)	5	2	2
2,300	7(자유)	5	2	2
2,400	7(자유)	5	2	3
2,500	7(자유)	5	2	3

▷ 식단 짜기의 예(신장 170㎝, 체중 70㎏인 남자의 경우)

그럼 지금까지 살펴본 것을 바탕으로 식단을 한번 짜보자. 이 남자의 표준체중은 1.7×1.7×22=64kg 이다. 하루 필요한 열량은 64kg×30~35㎉(육체적 활동이 보통인 사람)=1,900~2,200㎉가 된다. 중간 수치인 2,100㎉로 계산하여 2,100㎉에 대한 교환단위 수를 보면

칼로리(㎉)	곡류군	저지방 어육류군	중지방 어육류군	
2,100	12	5	2	
	채소군	지방군	우유군	과일군
	7(자유)	4	2	2

이것은 하루에 섭취하는 총량이므로 하루 3끼와 간식으로 적당히 나누어야 한다.

	곡류군	저지방 어육류군	중지방 어육류군
총량	12	5	2
아침	4	2	
간식			
점심	4	1	1
간식			
저녁	4	2	1
간식			

	채소군	지방군	우유군	과일군
총량	7(자유)	4	2	2
아침	2.3(자유)	1.5		
간식			1	
점심	2.3(자유)	1.5		
간식			1	2
저녁	2.4(자유)	1		
간식				1

그럼 아침 식사를 준비해 보기로 하자.

	곡류군	저지방 어육류군	중지방 어육류군	
아침	4	2		
	채소군	지방군	우유군	과일군
아침	2.3(자유)	1.5		

먼저 식군별 교환 단위표에 가서 군별로 교환단위를 찾아야한다.

- 곡류군에서 4교환 단위면 쌀밥 1$\frac{1}{3}$공기 · 보리밥 1$\frac{1}{3}$공기 · 감자 4개 · 식빵 4조각 등이다. 그 중에서 자기가 먹고 싶은 것으로 한 가지를 선택하면 되는데, 오늘 아침은 쌀과 보리를 섞은 밥 1공기(3단위) · 북어국에 감자 1개(1단위)를 넣도록 하자.

- 다음 저지방 어육류 군이 2단위이니까 동태 100g · 소고기 80g · 대구 2토막 · 북어 30g 중에서 한 가지를 선택하면 되는데, 오늘은 북어 30g(2단위)로 북어국을 만들어보자.

- 채소군은 2.3단위이지만 그 이상 섭취하여도 무방하므로, 북어국에 무 35g(0.5단위) + 양파 25g(0.5단위)를 넣고, 김치 40g(0.6단위) + 물미역 30g(0.4단위) +더덕 25g(1단위)로 나누어 보자.

- 지방군은 1.5단위이니까 북어국에 들기름 5g(1단위)를 넣고 더덕구이에 참깨 4g(0.5단위)를 넣으면 오늘 아침식단은 잡곡밥 1공기(쌀 + 보리 = 3단위) + 북어국(북어 + 무 + 양파 + 감자 +들기름 = 5단위) +김치(0.6단위) +물미역(0.4단위) + 더덕구이(더덕 + 참깨 = 1.5단위)이다. 이런 방법으로 각자의 식성에 맞춰서 아침 · 점심 · 저녁 · 간식 등 매끼마다 식단을 짜면 되는 것이다. (파 · 마늘 · 간장 · 조미료 등의 양념은 필요한 만큼 넣는다)

약물요법

상수도 처리장에서는 물의 소독을 위해 염소를 사용한다. 상수원 물의 오염이 심할 때는 더 많은 염소를 투여한다. 아무리 많은 염소를 투여하더라도 물 자체가 좋은 물이 되는 것은 아니며, 많은 염소를 투여하면 할수록 우리 몸에는 또 다른 부작용이 일어날 수 있는 것이다. 상수원의 물을 깨끗한 물로 바꾸려면 염소에만 의존할 것이 아니라 상수원지역을 깨끗이 관리하면 되는 것이다. 당뇨 약의 투약도 이와 마찬가지이다.

그러나 혈당수치가 200mg/dℓ 이상 높은 상태에서는 자연요법만으로는 회복기간이 그만큼 길어질 수 있다. 이럴 경우 약물요법을 자연요법과 함께 병행하면 회복기간을 좀 더 앞당길 수 있다. 그렇게 하여 혈당수치가 정상(140mg/dℓ 이하)으로 내려오면 그때 병원 약은 끊고 자연요법으로 관리하면 된다. 약물요법으로 혈당조절은 어느 정도 가능하나 그 자체가 합병증의 원인이 되며, 장기복용을 했을 때는 신장 · 간장 · 위장 · 심장 등에 손상을 초래할 수도 있으므로 1년 이내의 단기복용으로 끝내는 것이 좋다. 약물요법에는 혈당강하제(경구투약방식)와 인슐린(근육주사방식)으로 크게 2가지로 나누어지며 이를 세분하면 수십 가지가 된다.

혈당강하제요법(경구투약방식)

▷ 설폰요소계(인슐린 분비촉진제)

설폰요소계에는 아마릴 · 다오닐 · 디아미크롱 · 다이그린 · 디아지드 · 디크롱 · 글리피짓 · 디아민 · 다이아비네스 · 유글루콘 · 글루레노름 · 노보넘 등 20여종이 있으며, 췌장의 베타세포를 자극하여 인슐린분비를 촉진시켜 주며 간의 포도당 생성작용을 감소시켜 준다. 따라서 췌장의 베타세포가 파괴되어 인슐린 분비능력이 아예 없는 1형 당뇨나 2형 당뇨라도 발병한지 오래 되어 췌장의 인슐린 분비능력이 많이 상실된 경우는 효과가 없다.

그리고 이 약제는 어린이 · 임신부 · 수유부 · 설파제에 알레르기 반응이 있는 환자나 저혈당이나 고혈당을 일으킬 수 있는 심한 스트레스 상태(당뇨의 급성합병증 · 감염증 · 수술전후)의 환자에게는 복용을 금하며 신장이나 간 기능의 심한 장애가 있는 환자도 피하는 것이 좋다. 부작용으로는 저혈당증이 있고 소화기장애(오심 · 구토 · 위장불편 · 변비) · 두통 · 피부발진 등이 생길 수 있으나 저혈당증 이외의 증상들은 점진적으로 개선되며, 이외에 드물게 혈액부작용(무과립구증 · 혈구감소증 · 용혈성 빈혈)과 황달이 나타날 수 있다.

2형 당뇨를 설폰요소제로 조절하면 대부분의 경우 만족할 만한 결과를 얻는다. 그러나 일부의 당뇨 환자에서 알 수 없는 이유로 처음 사용할 때부터 약제가 잘 듣지 않아 혈당조절이 잘 되지 않거나(1차 실패), 처음 시도할 때는 만족스런 혈당조절효과를 보다가 수년 후에 점차로 그 약이 듣게 되지 않는 경우(2차 실패)가 있다. 2차성 실패는 식사조절을 제대로 하지 않거나 감염 · 임신 · 심혈관계 질환 같은 스트레스가 많은 경우에 생기기도 해서 이 점을 개선시키려면 약제의 혈당강하효과를 다시 보게 되기도 하지만 그렇지 않은 경우 인슐린주사요법으로 바꿔야 한다. 그러므로 꾸준히 약을 복용하고 있는 경우에도 정기적으로 혈당을 측정하여 복용하는 약제가 항상 유효하게 작용하고 있는지를 체크하여 보아야만 한다.

▷ 비구아니드계(간에서 포도당합성 억제제)

비구아니드계는 글루코파지 · 다이미트 · 그린페지 · 디아파지 · 그리코민 · 구루메포민 · 메토민 · 굴루퍼민 등이 있고, 직접적으로 췌장의 인슐린분비 기능을 자극하지는 않지만 간에서 당이 새로이 만들어지는 것을 억제하는 작용을 하며, 말초에서 인슐린저항성을 개선시킨다. 식욕을 어느 정도 억제해주는 효과도 있고, 설폰요소제 복용으로 나타날 수 있는 체중증가가 나타나지 않고 복용 후 오히려 체중이 감소되는 경우도 있다.

또한 이 약제만을 단독으로 복용했을 때 저혈당을 일으키지 않는다. 더욱 큰 장점으로는 중성지방과 콜레스테롤은 감소시키는 반면 동맥경화를 예방해주는 고밀도 지단백 콜레스테롤을 증가시키고, 섬유소 용해촉진작용과 혈소판응집을 억제해 주는 작용도 있어 당뇨에 동반되기 쉬운 고지혈증과 허혈성질환에도 어느 정도 도움을 준다.

따라서 이 약제는 식사요법만으로 조절이 잘 되지

않는 비만한 2형 당뇨환자에게 유용하다. 이 약제의 부작용으로 가장 문제되는 것은 소화 기장애로 복부팽만감 · 구토 · 설사가 있으며 대략 이 약 복용환자 중 20~30% 정도가 경험을 하게 되는데 어느 정도가 지나면 대개 감소되나 부작용이 지속되면 복용을 중단해야 한다. 드물지만 심각한 부작용으로 유산혈증이 나타날 수 있으므로 간장 질환 · 신부전증 · 알콜 중독자 · 임산부는 복용을 금한다.

▷ 알파 글루코시다 억제제(탄수화물흡수 억제제)

알파 글루코 시다제에는 글루코베이 · 베이슨이 있고, 당뇨환자에게 큰문제가 되는 식후 고혈당을 막기 위해서는 당질 섭취를 줄이거나 섭취된 당질의 흡수를 저해하는 방법이 있을 수 있는데, 무조건적인 당질 섭취 제한은 상대적으로 다른 영양소(지방 · 단백질)의 섭취를 늘려야 하고 이에 따라 오히려 동맥경화나 단백뇨 등을 유발할 수도 있으므로 영양소는 당뇨식으로써 적절하게 섭취해 주어야 한다.

이러한 식사요법을 부득이하게 못 지키게 되거나 식사관리를 잘 하였는데도 식후 고혈당이 문제가 될 때에는 이 약제를 복용한다. 이 약제는 음식물로 섭취된 복합탄수화물이 혈당을 높여주는 단순당으로 소화되고 흡수되는 과정을 억제하고 지연시켜 줌으로써 식후에 혈당이 급격히 오르는 것을 막아 준다. 즉, 식후혈당상승이 장시간에 걸쳐 비교적 균일하게 일어나도록 해 주기 때문에 1형과 2형 모든 당뇨의 경우에 생길 수 있는, 식사 후 급격한 혈당상승을 효과적으로 막아 준다.

이 약제의 단독복용 시엔 저혈당이 나타나지 않지만 탄수화물의 소화와 흡수를 억제하여 효과를 보는 것이므로 가스가 차거나 설사 · 복통 등의 위장장애가 일반적으로 나타난다. 위장장애는 점진적으로 해소되며 그렇지 않을 때에는 복용을 중단하기도 한다. 소화제나 제산제와 함께 복용할 때는 이 약제의 약효가 감소한다.

▷ 티아졸리딘계(인슐린저항성 개선제)

티아졸리딘계에는 아반디아 · 트로글리타존 · 레줄린이 있으며 말초조직에서 인슐린감수성을 증가시켜 인슐린작용을 효과적으로 도와주는 약제이다. 이 약제를 복용 시에는 간 기능을 반드시 체크해 주어야 한다.

인슐린요법(근육주사방식)

식후2시간의 혈당수치가 400mg/dℓ 정도를 넘으면 위험하므로 인슐린을 응급 처방하여 빠른 시일내 200mg/dℓ 이하로 내려야 한다. 200mg/dℓ 이하로 혈당이 내려오면 인슐린은 끊고 경구혈당강하제로 바꾸어서 관리하다가 혈당의 수치가 정상으로 회복되면 경구혈당강하제도 끊고 그 후에는 자연요법으로 관리하면 된다.

1922년 캐나다의 의학자인 "반칭"과 "베스트"가 개의 취장에 있는 "랑겔한스섬" 세포에서 인슐린을 추출하는데 성공함으로써 당뇨관리에 획기적인 전기를 마련했다. 인슐린이 발견되기 전까지는 당뇨성혼수를 일으켜 사망하는 경우가 많았지만, 인슐린이 발견된 후에는 당뇨성혼수를 일으켜 사망하는 예는 많이 줄어들었다. 인슐린이라는 췌장호르몬은 소아형 당뇨환자 · 고혈당증 환자 · 그리고 수술을 요구하는 환자 · 기타 감염 증세가 심한 환자에 흔히 사용하여 많은 효과를 거두고 있다.

그러나 죠슬린 박사는 그의 저서에서 "인슐린이 당뇨환자를 위한 기여도는 크지만, 반면에 인슐린요법이 진행됨에 따라 혈관병변의 합병증으로 사망하는 예가 늘고 있다."고 한다. 외부로부터의 인슐린보충이 인체에 있는 췌장의 기본기능을 둔화시켜 투약을 중단하게 되면 이 병이 더욱 악화되는 경향을 보이기도 한다고 한다.

또한 인슐린은 심한 공복감이나 기운이 없이 허탈해 진다든가, 맥박이 몹시 빨라진다든가, 심장이 뛴다든가, 얼굴이 창백해지는 부작용이 있어 이를 방지하기 위하여 설탕물이나 주스 등의 당질을 섭취하지 않으면 혼수상태에까지 가는 경우도 있다. 투약을 중단하면 아주 위험한 상태를 당할 수도 있으므로 반드시 전문가의 지시에 따라 조심스럽게 다루어져야 할 약물이다.

인슐린은 속효형(엑트라피드·휴물린·노보렛·노보린·비오휼린·베로슈린)·지속형(인슈라타드·휴물린·노보렛·노보린·비오휼린)·혼합형(믹스타드·휴물린·노보렛)·초속효형(휴마로그주·휴마로그 펜)·인슐린 펌프형(휴마로그 인슐린·속효성 인슐린) 등으로 구분하여 처방되기도 한다.

약물요법은 응급수단일 뿐, 장기투약은 또 다른 합병증을 부른다.

미국의 12개 의과대학의 당뇨전문의들로 구성된 “당뇨연구회”가 화학약품으로 당뇨환자를 치료한 뒤 그 임상결과를 발표한 것에 따르면 “혈당강하제를 사용하는 동안 사망한 환자들의 대부분이 심장혈관계질환으로 사망했으며 이 사망률은 이러한 화학약품을 복용하지 않은 환자보다 월등히 높다.”라고 결과발표를 했듯이 식원병 자체를 화학약품으로 해결해 보고자 하는 노력은 허사일 수밖에 없다.

화학물질 그 자체는 인체에 있어서는 이물질인 것이며, 이물질의 장기적인 섭취로 인하여 오히려 만성 대사병이 생긴다는 주장을 하는 연구가들도 많다. 당뇨를 고치기 위하여 쓰여진 약물에 의하여 당뇨가 악화될 수도 있는 것이다. 경구혈당강하제나 인슐린은 단지 혈당만을 조절할 뿐 당뇨를 근본적으로 치료하는 것이 아니며 올바른 당뇨치료는 오직 자연요법(정신요법 · 식이요법 · 운동요법)뿐이라는 것을 알아야한다.

저자의 약물요법 체험기

약물요법은 사람마다 그 처방이 같을 수가 없으므로 담당의사와 상의하여 결정해야 한다. 1990년 5월부터 1991년 4월경까지, 1998년 12월부터 1999년 6월경까지 두 차례에 걸쳐 병원약을 복용한 경험이 있으나, 저자의 용법과 용량이 다른 사람에게는 아무런 의미가 없기에 여기서는 설명을 생략한다. 복용한 약제로는 설폰요소계로 아마릴 · 다오닐 · 다이그린을 복용했고, 비구아니드계 약으로는 글루코파지를 먹었으며 수치에 따라 증감하며 내성이 생기면 바꾸어 가며 복용했다.

그리고 2년에 한 번씩 종합검사를 정기적으로 받고 있고, 어린이 아스피린(100㎎)을 하루에 한 알씩 만성병의 예방차원에서 복용하고 있다. 위에 적은 두 차례 외에는 약물복용을 하지 않고 자연요법으로만 관리하고 있는데도 정상범위의 수치가 유지되는 것을 보면 자연요법의 중요성을 알 수가 있다.

당뇨와 감기

당뇨환자가 감기에 걸리면 스트레스 호르몬의 분비가 증가되므로 음식을 먹는 양이 적더라도 혈당이 오르게 된다. 혈당상승과 감기증세로 인하여 케톤산증이나 고삼투압성 혼수 등의 당뇨병성 합병증으로 발전할 수도 있으며, 반대로 식사를 거의 못하는 경우에는 혈당이 떨어져 쇼크 상태가 될 수도 있다. 그래서 감기에 걸리면 갈증이 생기지 않도록 물을 많이 마시고 충분한 휴식을 취하며 몸을 따뜻하게 하고 운동은 되도록 삼가는 것이 좋다.

당뇨환자가 당뇨가 아닌 다른 질환으로 아플 때 고민되는 것이 바로 당뇨약과 다른 약을 함께 복용해도 괜찮은지에 관한 것이다. 당뇨약과 다른 약을 함께 복용할 때는 서로 상호작용을 하여 혈당에 영향을 미치게 되므로 주의해야 한다. 따라서 다른 약제를 함께 복용해야 하는 경우는 임의로 결정하지 말고 반드시 의사·약사와 상의하는 것이 좋다.

당뇨 · 고혈압 · 뇌졸중 · 심장병 등 모든 생활습관병은 과도한 스트레스 · 해로운 음식의 무분별한 섭취 · 운동부족 · 불규칙한 생활습관으로 인하여 자신이 만든 것이기에 그 치료도 본인 스스로 해야 하는 것인데, 그래서 당뇨는 내가 아는 것만큼만 치료되는 것이다.

3부

당뇨 상식

당뇨에 좋은 여러 가지 식품들

▷ 스피룰리나 – 우주식품으로 개발되고 있는 미래 식량·완전식품

스피룰리나는 지구상에 나타난 최초의 생명체이자 최초의 식품으로서, 식물성 · 동물성 · 해조류 · 박테리아의 네 가지 생명체의 성격을 띤 청록색의 나선형 미생물이다. 길이 0.3~0.5㎜, 폭 0.005~0.008㎜의 미세남조류(微細藍藻類 · Micro Blue Green Algae)의 플랑크톤류로서, 바닷물보다 6~7배 더 짠, 어떠한 생명체도 살아남을 수 없는 사해와 같은 염호(鹽湖)에서 자라는 생명체이다. 40°C의 고온과 수소이온농도 pH 9~11의 강알칼리성 환경에서 성장하며, 알칼리도가 일반 야채의 몇 십 배에 이르는 강알칼리성이다.

미생물학계에서는 세포내 핵이 없기 때문에 싸이어노박테리아(Cyanobacteria)로 분류하고 있으며, 생명유지시스템과 면역기능이 우수하고 방사능 치료에 효과가 있어 NASA(미국항공우주국)와 일본 과학기술청 · 국제 항공우주기술연구소가 우주식품으로 개발하고 있다. 또 FDA(미국식품의약국) · NCI(미국국립암연구소) · WHO(세계보건기구) · UNICEF(UN아동기구) · FAO(UN식량농업기구) · UNIDO(UN공업개발기구) 등 국제기구들이 완전식품으로 인정하였으며, 1,200여편의 학술논문과 860여개의 국제특허가 있다.

스피룰리나는 생명유지에 필요한 6대 영양소를 균형 있게 골고루 함유하고 있어 가히 완전식품으로 미래의 식품이라는 격찬을 받고 있다. 더욱 놀라운 사실은 스피룰리나 속에 들어 있는 미네랄은 이들 아미노산들과 킬레이트화 되어 있기 때문에 소화흡수율이 95% 이상이라는 점이다.

또한 비타민B_{12}(시아노코발아민)는 악성빈혈 치료인자이며, 일반적으로 식물 속에는 별로 들어 있지 않은데 스피룰리나 속에 무려 100g당 0.1~0.3mg이나 들어 있다는 점이다. 지금까지 비타민B_{12}의 보급 원으로서 가장 훌륭한 것이 동물의 간(肝)이었으나, 같은 양의 간(肝)보다 스피룰리나에는 2배 이상의 비타민B_{12}가 들어 있으니 이제 비타민B_{12}의 가장 훌륭한 보급원은 스피룰리나이다. 빈혈은 비타민E · Fe(철분) · 비타민B_9(엽산) · 비타민B_{12}의 결핍에 기인하여 생기는데 이 스피룰리나 속에는 이들이 모두 포함되어 있으니 훌륭한 빈혈예방 · 치료식품이다.

▷ 스피룰리나 100g 중의 영양성분표

- **단백질**(55~60%) : 필수아미노산 8종 / 비필수아미노산 10종
  이소로이신 4.1% · 로이신5.8% · 라이신 3.3% · 메치오닌 2.2% · 페닐알라닌 2.9% · 레오닌 3.3% · 트리프토판 1.1% · 발린 4.3% · 알기닌 6.0% · 아르닌 5.8% · 아스파라긴산 6.4% · 시스틴 0.7% · 글루타민산 8.9% · 글라이신 3.5% · 히스티딘 1.1% · 프롤린 3.0% · 티로신 4.6% · 세린 4.0%

- **당질**(15~20%) : 글리코겐 · 글루코스람노스 · 만노스 · 키시로스 · 기타

- **지질**(4~6%) : 오메가 3&6 · DHA · 감마리놀렌산 · 리놀산 · 리놀렌산 · 팔미틴산 · 오레인산 외 6종

- **비타민**(4~6%) : 비타민B_1(2~5mg) · B_2(3~5mg) · B_3(8~18mg) · B_5(0.1~1mg) · B_6(0.5~1mg) · B_9

(4~90μg) · B_{12}(0.1~0.3mg) · 비타민E(5~30mg) · 비타민K(40~80μg) · 베타칼로틴(80~260mg) · 루틴(2~5mg) · 이노시톨(50~100mg) · 비오틴(15~30μg)

- **미네랄**(4~7%) : 칼륨(1.5g) · 칼슘(1.2g) · 게르마늄(6mg) · 셀레늄(400mcg) · 마그네슘(0.2mg) · 아연(3mg) · 철(60mg) · 코발트(30μg) · 나트륨(800mg) · 유황(600mg) · 망간(3mg) · 인(0.8g) · 동(0.5mg) · 염소(150mg)

- **섬유질**(1~5%) : 가용성 식이섬유

- **엽록소** : 클로로필A(1,500mg) · 카로티노이드(300mg) · 피코시아닌(5,000mg) · 기타

- **항산화제** : SOD · 베타카로틴

- **강알칼리** : 알칼리 농도 50°

그러나 스피룰리나를 비롯하여 아래에 설명하는

녹황색채소 건조녹즙 · 맥주효모 · 비타민C · 클로렐라 · EPA · DHA 등 상품화(제품화)된 식품을 구입할 때 유의할 점은, 가격과 품질이 천차만별이기 때문에 과대광고의 유혹에 속지 않도록 꼼꼼히 확인해 봐야한다.

▷ 각종 녹황색 채소

녹황색채소에는 각종 비타민과 미네랄이 풍부하다. 대표적인 영양성분은 비타민C · β -카로틴 · 비타민E로 이 성분들은 뛰어난 항산화성분으로서 깨끗한 혈액 · 탄력 있고 생기 있는 혈관을 유지하는데 도움을 주며, 피라진 성분은 혈액이 응고되는 것을 억제시킨다. 때문에 혈전이 원인인 뇌경색이나 심근경색 등의 예방에 효과적이다. 깨끗한 혈액을 위해서는 하루 300g 정도의 녹황색채소를 섭취하는 것이 좋다. 이때 하나의 채소만 편식하기보다는 녹황색채소를 모두 골고루 섭취하는 것이 더욱 효과적이다. 고추의 매운맛을 내는 캡사이신 성분은 항산화제일 뿐 아니라 심혈관질환 예방효과도 있다.

채소는 색소자체가 중요한 영양소이니까, 색이 연한 채소보다는 색이 진한 채소를 먹는 것이 좋다. 그리고 채소는 특정한 성분만 추출해서 먹지 않은 한, 많이 먹어도 부작용이 없다. 동서양을 막론하고 녹황색 채소는 최소 얼마 이상을 먹으라고 하지 적게 먹으라는 말은 없다. 그런데 이들 채소는 질긴 막으로 코팅되어 있어서 맷돌같이 갈거나 곱게 씹어서 섬유질속에 감추어진 영양소를 분리시켜서 먹지 않으면 흡수가 잘 되지 않는 것이 문제이다. 대충 씹어서 섭취하면 영양흡수율이 10%도 안 된다. 그래서 채소를 조금 먹으면서도 많이 먹는 효과를 보기 위해서는 갈아서 녹즙으로 만들어서 먹는 것이 좋다. 녹즙을 만드는 기계(녹즙기)는 시중에 많이 유통되고 있다.

▷ 녹황색 채소 건조녹즙

바쁘게 살아가는 현대인에게 녹황색 채소를 섭취하기가 어렵다거나 집에서 녹즙을 만들어 먹기가 어려울 때는 녹즙을 건조시켜서 판매하는 제품을 구입해서 먹으면 된다. 먹기도 간편하고 휴대하기도 좋으나 값이 좀 비싼 것이 흠이며, 제품의 가격과 품질이 천차만별이기 때문에 좋은 제품을 만나기가 쉽지는 않다. 저자가 먹고 있는 좋은 제품이 있지만 공개

적으로는 말할 수가 없어서 안타깝다. 개별적인 문의를 한다면 추천을 할 수도 있다.

▷ 맥주효모 – 비타민B군과 섬유질·각종 미네랄·아미노산의 보고

맥주는 보리와 호프라는 약용식물을 혼합하여 물로 끓인 후 여과시켜 잔유물을 버리고 그 액에다 효모의 종자균을 넣어 번식시킨 다음, 다시 여과시키면 액체는 맥주가 되는 것이고 그 잔유물을 건조시킨 것이 바로 맥주효모인 것이다. 비타민B군(B_1 · B_2 · B_3 · B_5 · B_6 · B_9 · B_{15})의 발견 모두가 맥주효모에서 이루어졌으며, 그 외에 10가지의 천연아미노산 및 8가지의 필수아미노산의 영양물질과 성인병 치료촉진제인 미네랄(아연 · 크롬 · 마그네슘 · 칼륨 · 칼슘 · 게르마늄 · 셀레늄 · 나트륨 · 망간 · 구리 등)의 미량원소를 위시하여 “글루칸”과 “만난”이라는 식품섬유질이 골고루 들어 있어 꿈의 식품으로 각광을 받고 있다. 맥주효모 속에 들어 있는 성분들의 약리작용만을 생각한다면 가히 만병통치약이라는 말이 나올 법도 하다.

셀레늄과 게르마늄의 항암작용이 인정되고 있으

며, 크롬이 당뇨치료에 절대적이라는 학문적 뒷받침도 있고, 글루칸과 만난이라는 다당체가 항암 및 변비문제를 해결할 수 있으며, 칼륨의 함량이 높아 고혈압 치료에도 효과가 있으며, 필수 아미노산의 함량비율이 우수하다는 점을 고려할 때 완벽한 종합영양제임이 틀림없다. 글루칸과 만난이라는 다당체 성분은 바로 피를 정상화시켜 T임파구 · B임파구 · 마크로 화지의 면역기능 수행능력을 높여주는 영양물질이다. 면역기능이 왕성할 때는 체내에 진입한 간염바이러스는 이들 면역세포들에 의해서 사멸되며, 암세포 역시 파괴될 수 있다. 맥주효모라는 식품이 권장되는 환자는 만성간염 · 암 · 당뇨 · 만성변비 · 위장병환자들이며, 스트레스를 심하게 받는 직종의 직업인들, 그리고 피부미용을 기대하는 사람이다.

▷ 천연 비타민C

비타민C는 비타민E와 협동하여 중금속 등의 지용성 물질을 수용성으로 바꾸어 신장으로부터 배설을 용이하게 하는 비타민 중에서 없어서는 안 될 소중한 으뜸 비타민이다. 또한 만병의 근원인 활성산소를 제거하는 항산화 작용과 유리기 포착작용이 강력하여 맹독성의 과산화 지질의 생성을 억제함과 동시에 과산화 지질의 독성을 줄여주므로 당뇨를 비롯하여 각종 성인병 예방에 절대적으로 필요한 비타민이다. 그러나 합성비타민은 값은 싸지만 흡수율이 낮고 또 다른 부작용을 유발할 수가 있으므로 피하는 것이 좋으며, 천연비타민은 값은 조금 비싸지만 흡수율이 높고 부작용이 없으므로 천연비타민C 섭취를 권장한다.

▷ 클로렐라

클로렐라는 그리스어로 '녹색'을 의미하는 클로로스(CHLOROS)와 라틴어로 '아주 작은 것'을 의미하는 엘라(ELLA)의 합성어로, 엽록소가 일반채소의 10배나 많을 뿐만 아니라 광합성 능력이 다른 식물에 비해 수십 배나 되고 4분열로 증식하는 왕성한 번식력을 가진 녹조류의 단세포 식물이다. 클로렐라는 천연담수 녹조류의 일종인 직경 2~10㎛인 단세포생물로서 광합성작용이 활발하고 세포분열능력이 뛰어나 신비의 식물·미래의 식품이라고 불리어지고 있으며 다량의 엽록소와 인체에 필요한 8가지 필수아미노산과 각종 비타민·미네랄 등 종합영양분과 건강상 유익한 생리활성물질인 C.G.F를 다량 함유한 미용 · 건강식품이다. 클로렐라의 엽록체 속에는 클로렐라의 성장인자인 클로렐라 엑기스가 많이 들어있고, 엽록소가 다량 함유되어 있어 광합성 작용을 활발히 하며 물속에서 다른 요소들을 공급 받아 단백질 · 비타민 · 무기질 · C.G.F 등 많은 영양성분을 만들어 낸다.

클로렐라는 식물성단백질의 함유량이 55~65%로 단백질의 대명사로 불리는 콩보다도 높고 8가지 필수아미노산이 골고루 들어있다. 또한 비타민이 풍부하게 함유되어 있고 미네랄로는 적혈구 생성에 필요한 철분을 비롯하여 칼슘 · 마그네슘 · 망간 · 구리 · 아연 · 코발트 등이 골고루 함유되어 있다. 엽록소는 일반 야채보다 10배 이상이나 많고 섬유소도 다량 들어있어 녹황색야채의 훌륭한 대체식품이다. 또한 독특한 생리활성물질 C.G.F는 장내 유용세균의 증식을 돕고 신체발육을 촉진해 성장기의 청소년들에게 더욱 좋다. 최근에는 클로렐라가 체내에 다이옥신을 배설시키는 기능이 뛰어나다는 연구결과와 골다공증에 효과가 발표되어 많은 사람들의 주목을 받고 있다.

▷ EPA·DHA – 등 푸른 생선

EPA · DHA는 혈액중의 콜레스테롤과 중성지방을 감소시킬 뿐 아니라 혈소판의 응집을 억제하여 혈전을 방지하는 효과가 있다. 이들 성분들은 연어 · 고등어 · 청어 · 참치 등 주로 등 푸른 생선이나 바다동물의 기름기에 함유되어 이들을 상식하는 에스키모 인들에게는 심장병이나 혈전증이 현저히 적은 데 반해 육지의 육류식품을 상식하는 에스키모 인들에게는 심장병이나 혈전증이 많다는 사실로 미루어 이들 식품들을 심근경색증 · 협심증 · 뇌졸중 · 고혈압 · 동맥경화증 · 고지혈증 등의 예방에 활용하는 것이 바람직한 일이다.

등 푸른 생선에 포함되어 있는 EPA와 DHA는 n-3계 지방산으로 나쁜 콜레스테롤과 중성지방수치를 줄여준다. 또 좋은 콜레스테롤 수치는 높여주고, 혈전을 녹이는 작용도 있다. 이들 작용은 혈액을 깨끗이 하고 동맥경화예방에 도움이 된다. EPA나 DHA는 1~2g 정도로 충분하다. 한 번에 많이 섭취할 필요가 없으므로 부담 갖지 말고 일주일에 서너 번 정도만 섭취하도록 한다.

▷ 다시마 – 혈전용해·청혈작용

다시마는 혈전을 풀어주고 피를 맑게 하여 신진대사를 촉진하는 신비의 식품이다. 비타민A · B_1 · B_2 · B_3 · B_{12} 등을 포함하여 알긴산 · 라미닌 · 타우린 · 칼륨 · 칼슘 · 철 · 요오드 · 마그네슘 · 세레늄 등 78종의 영양소를 함유하고 있는 알칼리식품으로서 섬유질 · 비타민 · 미네랄의 덩어리인 종합영양식품이다. 성분은 종류에 따라서 다르지만, 대체로 수분 16% · 단백질 7% · 지방 1.5% · 탄수화물 49% · 무기염류 26.5% 정도이며, 탄수화물의 20%는 섬유소이고 나머지는 알긴산과 라미나린 등 다당류이다.

다시마는 우유보다 칼슘이 13배 · 비타민A가 4배 · 철분은 130배가 많으며, 섬유질은 보리쌀 · 율무보다 5배, 표고버섯 · 미역보다 3배가 더 많다. 당뇨 · 고혈압 · 신장병 · 심장병 · 동맥경화 · 위궤양 · 변비 · 관절염 · 악성빈혈 · 허약체질 · 비만 · 신경안정 · 노화방지 · 콜레스테롤 억제 · 암 예방 · 간염 등의 성인병에 예방과 치료효과가 있다. 그 외 김 · 미역 · 해파리 등 각종 해조류도 좋다.

▷ 매생이

주로 남해안에 서식하는 녹조류로서 파래와 유사하게 생겼으며 겨울철에 채취한다. 굵기는 머리카락보다 가늘며 미끈거리고 부드럽다. 10월 중순경부터 겨울 동안 번성하다 4월부터 쇠퇴하며, 오염되지 않은 깨끗한 지역에서 자란다. 철분과 칼륨 · 단백질 등을 많이 함유하고 특유의 향기와 맛을 지니고 있어 오래 전부터 식용으로 애용돼 왔다.

▷ 버섯류 – 혈전용해·콜레스테롤 저하작용

버섯 속에는 베타글루칸이라는 다당체(Pollysaccharide) 성분이 들어 있는데 이 다당체가 항암작용 · 면역기능의 활성화 · 면역기능의 증진 · 간기능의 향상 · 혈중 콜레스테롤치의 저하 · 어혈을 풀고 혈전생성을 억제한다는 작용 때문에 영지를 위시해서 뽕나무버섯 · 능이버섯 · 송이버섯 · 양송이버섯 · 새송이버섯 · 표고버섯 · 느타리버섯 · 팽이버섯 · 싸리버섯 · 꾀꼬리버섯 · 운지버섯 · 말굽버섯 등이 인기를 누리고 있는 것이다. 다당체는 혈액 내에 잔류하는 나쁜 콜레스테롤을 낮추기도 하며 과잉으로 섭취된 포도당까지도 조정하는 작용이 있어 당뇨환자들이 즐겨 찾고 있다.

혈액 속에 과잉으로 섭취된 콜레스테롤이나 당분을 조정한다는 것은 결국 피를 맑게 해주는 것이기 때문에 면역기능이 향상될 수밖에 없다. 그래서 만성 간염환자의 면역력증강을 목표로 투여될 수 있으며 암 치료의 면역요법 측면에서 이 다당체가 활용되고 있다. 실제로 피를 맑게 해주기 때문에 버섯류식품들은 만성병환자의 식이요법에도 권장할 만한 가치가 있다. "피는 곧 생명"이며 체내의 모든 잘못된 부분을 피가 고치는 것이라면 피를 맑게 해주는 것은 모든 병을 예방해 줄 수도 있으며 치료를 위해서도 당연한 것이다.

▷ 발효식품 – 된장·청국장·고추장·간장·김치·효소 등

콩에 함유된 단백질이 동물성 단백질보다 우수하다는 것을 세계가 인정하고 있다. 특히 된장은 콩을 삶아 그 속에 많은 효소균(酵素群)을 형성시켜 발효시킨 후, 각종 미네랄이 풍부하게 들어 있는 굵은 소금에 의해서 만들기 때문에 좋은 항암식품이라 할 수 있다. 된장의 화학적 성분은 수분 51.5% · 염분 15.5% · 단백질 12% · 지방 4.1% · 탄수화물 10.7% ·

섬유질 3.8%이며, 된장 100 g당 칼슘이 122mg · 인 141 mg · 철분 5.1% · 비타민B_1 0.04mg · 비타민B_2 0.2mg을 위시하여 비타민B_{12} · 비타민E · 레시틴 · 사포닌 · 플라보노이드 · 칼륨 · 나트륨 등의 생리 성분들이 들어 있다.

특히 바실러스균에 의해 발효시킨 청국장에는 항암 효과가 있는 점질물질(폴리클루타메이트) 및 면역증강효과가 있는 고분자핵산 · 항산화물질인 갈변물질 · 혈전용해효과가 있는 단백질분해효소 등이 풍부하게 들어있다. 또한 소화흡수율을 높여 장내부패균의 활동을 약화시키고 병원균에 대한 항균작용이 있으며, 이러한 유해물질을 흡착하고 배설시키는 작용을 하여 간의 해독기능을 좋게 해 간의 부담을 덜어주고, 노화방지 · 변비 · 비만 · 각종 성인병을 예방하며 피부의 거칠어짐을 막아준다.

청국장의 나토키나제 성분은 혈전을 녹이는 작용을 한다. 혈전은 혈액 속에 불필요한 콜레스테롤이나 당이 증가하는 것이 원인. 나토키나제는 뇌경색이나 심근경색 등 혈관이 혈전으로 막혔을 때 병원에서 사용하는 혈전용해제와 같은 작용을 한다. 매일 50~100g 정도 먹는 것이 적당하다.

▷ 양파 - 혈압·혈당강하제

양파에는 마늘과 마찬가지로 알린 성분이 많으며, 인산소다 · 석회 · 알리신 · 비타민A · 비타민B군 · 비타민C · 이눌린 · 퀘르세틴 등의 생리물질이 들어 있다. 주목해야 할 성분은 양파 속에 들어 있는 퀘르세틴이라는 성분이다. 이 퀘르세틴은 혈관을 강화시키는 작용 때문에 고혈압 · 동맥경화증 환자들이 즐겨 먹어야 할 성분이다. 중국인들이 기름진 음식을 즐겨 먹지만 고혈압이나 뇌졸중 또는 동맥경화증과 같은 혈관성 질병이 적은 것은 양파나 마늘을 즐겨 먹고 있어 그 속에 들어 있는 퀘르세틴과 같은 성분에 의해서 발병을 억제했기 때문일 것이다.

퀘르세틴의 또 다른 효과는 알레르기 현상을 억제한다는 것이다. 알레르기 현상을 억제한다면 이는 결국 면역기능을 정상화시킨다는 것과 같아서 근래에 급증하는 혈관성 질병이나 암성 또는 만성간염환자들 모두가 즐겨 먹어야 할 음식물이 아닌가 싶다. 퀘르세틴 함량이 높은 붉은색의 양파껍데기를 차 마시듯 달여서 마시면 혈압강하작용을 기대할 수 있다.

양파는 실파이드류 등의 인슐린분비를 촉진시키

는 작용과 당뇨로 인해 생기기 쉬운 각종 성인병 예방에 효과적이다. 즉 기름진 음식을 섭취하므로 혈액이 응고되기 쉬운 상태가 되어도 혈전을 예방해 혈액을 정상화시키므로 심근경색·뇌경색을 예방하고 혈액 중의 콜레스테롤 수치를 저하시켜 동맥경화를 예방한다. 특히 양파 속의 글루타치온 유도체는 당뇨의 주요 합병증인 백내장을 방지하는 역할을 한다. 양파는 매일 1/2~1개를 먹는데 날로 먹으나 조리해 먹으나 효능은 같다.

양파는 탁한 혈액이나 손상된 혈관을 회복시키는데 효과적인 채소로, 퀘르세틴 성분은 항산화작용으로 동맥경화를 방지하는 효능이 있다. 또 매운맛을 내는 유화프로필 성분은 혈액속의 포도당대사를 촉진해 혈당치를 낮춰준다. 혈액을 맑게 하기 위해서는 하루 50g 정도의 양파를 먹어야 한다. 이는 중간크기 양파의 1/4 정도에 해당한다. 이때 유화프로필 성분은 가열을 하면 파괴되므로 생양파로 섭취하도록 한다.

양파는 지방과 콜레스테롤을 녹이고 혈전형성을 방지함과 동시에 혈전을 분해해서 없애 버린다. 또한 혈액을 묽게 하는 작용으로 혈액의 점도(粘度)를 낮춰 끈적거리지 않고 맑고 깨끗한 혈액으로 만든다. 그 외 혈압과 혈당을 내리고 인슐린 분비촉진 · 콩팥기능증진 · 간장의 해독작용과 조혈기능 · 주독(酒毒)의 중화 · 중금속의 해독 · 분해 · 감기퇴치기능 · 거담작용 · 소화촉진 · 변비 · 생리불순 · 유방종양 · 탈모 등의 예방과 치료 · 불면증 · 진정제나 신경안정제 역할 · 허약체질이나 신경쇠약의 원기회복 · 피부미용 · 잔주름 예방 · 정력강장제 · 대장균이나 식중독을 일으키는 살모넬라균을 비롯한 병원균을 살균하고, 습진이나 무좀 등에도 좋다.

지방의 함량이 적으나 채소로서는 단백질이 많은 편이며 칼슘과 철분의 함량이 많아 강장효과를 돋우는 역할을 한다. 양파의 뛰어난 점은 아무리 많이 먹어도 부작용이 없다는 것이다. 새로 이사한 집에 페인트냄새 등 잡냄새가 날 때에도 한 공간에 3~4개의 생 양파를 칼로 열십자로 가볍게 잘라서(완전히 자르지 말 것) 신문지를 깔고 그 위에 놓아두면 페인트나 잡냄새를 없앨 수가 있다.

▷ **마늘 – 콜레스테롤 감소·혈행 개선제**

마늘 속에는 성(性)을 자극시켜 성기의 발기를 왕성하게 하는 알리신이라는 성분과 성기능을 촉진시키는 스코르지닌이라는 성분이 들어 있어 불가(佛家)의 금기 식품이 되기도 한다. 이 알리신이라는 성분은 비타민B_1과 결합하여 체내에 활력을 불어 넣는 활성비타민인 알라지아민이 되기 때문이다. 마늘에는 수분 77% · 당질 20% · 단백질 1.3% · 칼륨 · 유황 · 규산 · 염소 · 소다 · 인 등의 생리 물질이 들어 있고 비타민A · B · C · E가 들어 있으며 생체 내에서 산소이용률을 증가시키는 게르마늄이 754ppm이나 들어 있다. 역시 생강과 더불어 항암식품이며, 제암식품이 된다.

동양의학에서는 마늘이 태양(太陽) · 양명(陽明)에 속하며, 기(氣)는 오장(五臟)을 통하여 한(寒)과 습(濕)을 없애주고, 사악(邪惡)함을 물리치며 육류식품을 소화시키는 힘이 크다고 가르쳐준다. 유기유황성분인 알린은 심혈관질환을 예방하며, 항균작용과 항바이러스효과도 뛰어나다. 항산화 기능이 있어 노화를 방지하며, 항암효과도 있는 것으로 드러나고 있다. 날로 먹어야 효과가 좋으며, 먹기 어려우면 장아찌를 담아 먹어도 좋다. 마늘은 스테미너가 강해지는 음식물로서 옛부터 인정받고 있는 식품이다.

마늘은 식욕증진 · 피로회복에 좋을 뿐만 아니라 신경통 · 류마티스 · 관절염 · 유간부족(乳肝不足) · 임신중독증 · 갱년기질환 · 알레르기질환 · 신진대사 이상 등에 탁월한 효능이 있다. 또한 세포에 활력을 불어넣어 세포를 젊어지게 하고 변비로 인해 고심하는 사람의 변통을 좋게 하고 혈장 콜레스테롤을 제거하며 혈액순환을 원활하게 한다. 고혈압에도 도움이 되고 암세포를 억제시켜 암을 예방한다.

마늘냄새의 근원인 알리신은 혈소판에 작용해 혈액이 뭉쳐 혈전이 되는 것을 방지해 준다. 또 스콜지닌 성분은 혈관을 확장시켜 혈액순환에 도움을 준다. 이 밖에 나쁜 콜레스테롤을 감소시키는 작용이 있어 혈액을 맑게 한다. 갑자기 마늘을 많이 먹게 되면 설사를 할 위험이 있다. 때문에 처음부터 너무 무리하는 건 금물. 대신 하루 1~2쪽이라도 장기간 먹도록 한다.

▷ 브로콜리 – 대표적 항노화 식품

채소 가운데 영양가가 많은 것으로 손꼽히는 브로

콜리는 100g당 비타민C 114mg · 카로틴 1.9mg · 칼륨 164mg · 칼슘 150mg 등이 들어 있으며 철분은 1.9mg으로 다른 채소에 비해 두 배나 더 많이 들어 있다. 비타민C는 레몬의 2배 · 감자의 7배로 야채 중에서도 두드러지게 많다. 비타민E는 고춧잎 · 쑥갓 다음으로 풍부하다. 철분은 비타민C와 함께 섭취하면 흡수율이 높아지는데 브로콜리에는 비타민C와 철분이 많이 들어 있어 특히 여성들에게 약이 되는 좋은 야채이다.

비타민C · 카로틴을 풍부하게 함유하고 있어서 만성피로에 효과적이며 질병에 대한 저항력을 증가시켜 주어, 허약한 체질을 개선하고 고혈압이나 불면증이 있는 사람에게 적합하다. 피를 맑게 하여 암과 각종 성인병을 예방해 주며 노화를 방지하고 탄력 있고 매끈한 피부를 가꿔준다. 동맥경화를 예방할 수 있고 풍부한 식이섬유 덕분에 만병의 근원인 변비도 말끔히 사라지며 기미나 주근깨 등 색소의 침착을 막아준다.

▷ 케일 – 체질개선의 챔피언

케일녹즙 1홉엔 우유 265홉 분의 각종 미네랄 비타민이 함유되어 있고 사과와 비교하면 무려 470

개 · 토마토는 120여개 · 양파 87개 · 포도 40여송이 · 바나나 89개와 맞먹는다. 케일녹즙을 1홉 마시면 다른 야채 한 광주리를 먹은 것 이상의 효력을 발휘한다고 볼 수 있다. 그래서 케일을 체질개선의 챔피언이라고 한다. 체질개선이 질병치료와 건강증진의 지름길이라면 케일은 자연이 인간에게 내린 최고의 선물이라 할 수 있다.

WHO(세계보건기구)에서도 케일을 최고의 야채라고 평가했다. 케일을 먹으면 기생충이 없어지고 방사선 등의 유독성분이 체내에서 해독되며 니코틴 제거효능이 있어 애연가들에게 특히 권할 만한 생즙이다. 그리고 생즙을 내고 난 찌꺼기로 세수를 하거나 욕조에 넣고 목욕을 하면 얼굴 피부가 놀라울 정도로 매끈해 진다.

▷ 신선초 – 강정 강장 건강식품

신선초는 비타민A · 비타민B_1 · B_2 · B_6 · B_{12} · 비타민C와 철분 · 인 · 칼슘 등이 골고루 들어있어 빈혈 · 고혈압 · 당뇨병 · 신경통에 탁월한 효능이 있으며 게르마늄성분이 있어 증혈작용 · 항균작용 · 간기능 촉진 및 해독작용 · 말초혈관 확장작용 · 항

알레르기작용을 한다. 참고로 게르마늄 성분은 혈액을 청소하고 세포를 활성화시킴과 동시에 체내에서 암세포 증식을 중단시키는 인터페론의 역할을 하는 물질로 주목받고 있다. 신선초에는 이처럼 우리 몸에 필요한 수많은 유효성분을 골고루 갖추고 있기 때문에 고혈압 · 당뇨 · 동맥경화 · 암 · 간질환 · 심장병 등의 예방에 탁월하며 탈모도 방지해주는 기적의 약초라고도 한다.

신선초는 근래에 그 영양가가 알려져 일본에서 도입되어 건강식품 약용채소로 인기를 얻어 붐을 형성해가고 있는 미나리과의 맛있는 나물이다. 일본에서도 야생산채로써 새로이 재배채소로 권장하고 있다. 신선초는 일본의 유배지였던 "하찌죠지마"(八丈島)에서 유배된 죄수들이 해안에 야생 상태의 신선초를 먹기 시작했다고 하는데 이것을 나물로 항상 먹는 그 섬사람들은 건강하게 장수하며 그곳 사람은 고혈압을 전혀 모르고 산다는 것이 세상에 알려져 건강채소로 인식되면서 붐이 일기 시작했다. 신선초(학명: Angelica MAKINO)는 잎을 따면 다음날 곧 또 새 잎이 나온다고 하여 일본에서는 명일엽(明日葉)이라고 한다. 그래서 그곳에서는 정력이 왕성한 남성을 뜻한다 하여 여인들은 "신립초(伸立草)"라 하면 얼굴을 붉힌다고 하는 강정 · 강장식품이다.

▷ 컴프리(Comfrey) – 기적의 풀

컴프리는 프랑스어로 "병을 다스린다."는 뜻으로 나라에 따라서 기적의 풀 · 밭의 우유 · 야채의 왕 등으로 불릴 만큼 영양성분이 뛰어난 영초(靈草)이다. 컴프리는 푸른 야채 중에 단백질을 비롯한 비타민 · 미네랄이 동물의 간에 비교할 만큼 골고루 풍부하게 들어있는 식품이다. 일반 성분은 다른 채소와 비슷하나 특수 성분으로는 비타민B_{12}와 유기게르마늄이 함유되어 있다.

특히 일반 다른 식물에서는 찾아보기 힘든 비타민 B_{12}는 컴프리의 잎털 부분에 들어 있는데 조혈작용 · 간세포 재생에 효과가 있고, 당뇨환자의 말초신경 장애 치료에도 유효하다. 아란토인 성분은 항암작용을 하고 게르마늄은 인터페론 생성을 촉진하므로 간 환자에게 매우 좋다. 흡수된 유기게르마늄은 체내에서 산소를 신체의 구석구석에 공급하는 작용을 해서 활력을 부여하는 역할을 한다. 또 게르마늄은 탈수소(脫水素) 효과가 있어 치조농루와 같은 포도상 구균에 의한 모든 병에 대하여 탁월한 살균효과가 있다고 알려져 있다.

▷ 알팔파 – 비타민이 풍부한 알칼리 식품

비타민A · 비타민E · 미네랄 · 단백질을 많이 함유하고 있는 알칼리 식품이다. 이상적인 건강식품이라고 하여 화제에 오르고 있는 야채이다. 모양은 숙주나물과 비슷하며 날 것으로 먹으면 향긋한 풀 냄새가 난다. 향기가 싫은 사람은 살짝 데치거나 기름 또는 버터에 볶아 먹으면 좋다. 주로 샐러드나 햄버거에 넣어 먹으며, 당뇨에 좋다고 하여 녹즙으로 많이 이용된다.

▷ 생강 – 게르마늄의 보고

생강(Zingiberis Rhizoma)은 명실 공히 대한약전에 올라 있는 법률적인 의약품이다. 생강에는 징게론 · 징기베론 · 징기베렌 · 시네온 · 쇼가올 · 시트랄 · 필란트렌 · 메칠헵테론 · 캄펜 · 게르마늄이라는 약용 성분들이 풍부히 들어 있다. 생강의 약효는 방향성 건위제의 기능이며 식욕 증진제로도 각광을 받고 있어 많이 처방되고 있다. 위장을 보호해 주고 따뜻하게 해주기 때문에 헛구역 · 설사에도 효능이 있어 민간요법으로도 많이 쓰이고 있다. 감기몸살의 해열제로 생강차를 마시고, 두통과 신경통 · 기침이나 해소병에도 약효가 있다.

근래에 게르마늄이라는 원소가 생체내의 산소이용률을 높인다고 하여 생강이 암환자의 기호식품으로도 애용되고 있다. 게르마늄은 무기게르마늄 상태에서는 전자계산기나 TV 같은 오디오제품의 심장부가 되는 트랜지스터에 이용되고 있으나 생명체내에 들어 있는 유기게르마늄은 산소 대용물질로 효능이 있기 때문에 고혈압 · 암환자의 치료에 응용된다. 게르마늄은 지표수에도 가끔 미량으로 들어 있는 것이 확인되지만 생강 · 마늘 · 파 · 인삼 · 클로렐라 등에 이들의 함량이 높아 의약품으로도 사용되고 있다.

▷ 미나리 – 강장과 해독의 효과

미나리는 알칼리성 식품으로 피를 맑게 해주는 기능이 있어 고혈압 · 심장질환 · 당뇨 등에 효과가 있으며 충치를 예방하기도 한다. 한방에서는 잎과 줄기를 수근(水芹)이라는 약재로 쓰는데, 고열로 가슴이 답답하고 갈증이 심한 증세에 효과가 있고, 이뇨작용이 있어 부기를 빼 주며, 강장과 해독효과도 있다. 그러나 미나리는 차가운 음식이므로 몸이 차거나 저혈압인 사람에게는 좋지 않다.

▷ 시금치 – 비타민과 미네랄의 보고

시금치에는 비타민A · 비타민B · 비타민C · 비타민D가 고르게 분포되어 있다. 시금치 100g 중에는 비타민B_1 · B_2가 각각 0.12mg · 0.3mg · 비타민B_3가 1mg 들어 있으며 비타민A는 국제단위로 8,000IU가 들어 있는데 성인의 경우 1일 비타민A 권장량은 5,000IU이다. 학자들이 권장하는 1일 필요량보다 훨씬 많은 양이 들어 있는 것이다. 비타민A라는 생리물질은 베타카로테인이라는 성분에서 출발하여 생성되는 것인데 이 베타카로테인은 항암물질로 확인되고 있다.

노벨상을 수상한 라이너스 포링박사는 비타민A의 1일 권장량이 5,000IU이지만 암환자들에게는 1일 25,000IU~35,000IU까지 투약할 수 있다고 했다. 그래야만 항암 효과를 기대할 수 있다는 것이다. 즉 시금치를 하루에 500g 섭취로도 항암효과를 기대할 수 있는 것이다. 또한 시금치에는 100g당 100mg

의 비타민C가 들어 있고 항빈혈인자인 엽산(葉酸)이 들어 있어 빈혈환자들이 즐겨 먹어야 할 야채이다. 민간요법으로 폐결핵 · 토혈 · 당뇨 · 숙취 · 빈혈 · 변비에 시금치 즙이 쓰이며 백내장이라는 안과 질환에도 시금치 삶은 물이 보조제로 사용된다고 한다. 또한 시금치에 들어 있는 사포닌이 요산을 분리, 배설하므로 류머티스 · 통풍환자에게도 권장할 만한 채소이다.

▷ 당근 – 제암효과

당근에 들어 있는 약성물질은 주로 비타민A · 비타민B군 · 비타민C를 위시하여 전체 회분(灰分)의 37%가 칼륨이라는 알칼리성 미네랄이다. 이 칼륨이라는 미네랄 때문에 당근이 알칼리성 식품이 되는 것이다. 당근이 제암식품으로 각광을 받게 된 것은 당근에 붉은색과 노란색의 카로테인이라는 색소 때문이다. 당근의 색이 붉은색이라 해서 심장이나 혈관 · 소장에만 효능이 있는 것이 아니라 당근 특유의 이뇨작용 때문에 신장 기능에도 도움을 주며 진해거담작용 때문에 기관지를 보호하여 목이 심하게 쉰 사람들에게도 애용될 수 있는 약성식품이다.

▷ 양배추 – 위장병 치료제

양배추 속에 들어있는 성분은 단백질 · 탄수화물 · 지방은 물론 회분 · 유황 · 인 · 철분 등의 미네랄과 주로 녹색부위에 비타민A · 황색부위의 비타민B군 · 그리고 비타민U가 들어 있어 비타민의 창고라고 불릴 만큼 풍부하게 비타민을 함유하고 있다. 이처럼 괄목할 만한 비타민의 함량은 위산과다증이나 위궤양에 치료 효과가 있는 비타민U이다. 그래서 양배추를 원료로 하여 비타민U를 추출, 제품화시켜 위장병 치료제로 시판되고 있다.

▷ 연근 – 독성물질의 해독제

연근 속에 들어있는 성분은 주로 당질이고, 각종 아미노산이라는 영양물질이 농축되어 있다. 아미노산으로는 알기닌 · 아스파라긴산 · 타이로신 · 티록신 · 레시틴 · 펙틴이며 · 비타민C도 풍부히 들어 있다. 아스파라긴산은 니코틴의 해독작용을 하며 각종 독성물질에 대한 해독작용을 하는 물질로, 이 물질이 결핍되면 몸이 허약해지고, 천식이나 두드러기 같은 알레르기성 질환에 잘 걸리며 정도가 심하면 위궤양을 일으키기도 한다. 알기닌과 타이로신은 성장과 발육을 관장하고, 레시틴은 강장 · 강간의 작용이 있으며 두뇌를 좋게 하고 혈중에 지방이 많이 축적되는 것을 예방해 준다.

▷ 무 – 소화 촉진제

무에는 단백질 1.32% · 지방 0.83% · 섬유질 0.83% · 회분 1.46% · 인 0.15% · 석회 0.02% · 포도당 · 전분질 그리고 92.14%의 수분이 들어 있으며 디아스타제 · 구르코다제 · 갈락타제라는 소화효소들이 들어 있다. 무의 소화흡수율은 단백질의 경우 68.4% · 지방질 6.5% · 탄수화물 97.1%에 이르러 소화도 잘되고 흡수율도 좋은 우수한 약성식품이다. 무에 들어 있는 비타민은 주로 비타민C, 무 잎에 들어 있는 비타민A · 비타민B · 비타민C · 미네랄을 감안한다면 무만 먹을 것이 아니라 무 잎까지 먹는 것이 현명하다.

무즙은 니코틴 해독제로 사용하여 담배를 많이 피우는 사람들의 담배의 공해 문제를 해결하려 했고, 이 무즙을 담석증에도 민간약으로 사용해 왔다. 그 이유는 무즙이 담즙과 함께 협동작용을 일으켜 담석을 용해하는 작용이 있기 때문이다. 또한 무즙에 물엿을 타서 먹으면 두통에도 효과가 있고, 진해거담

작용도 있으며, 위산과다증 · 복통 · 대하증 · 치통에도 효능이 있다. 생무즙은 이산화탄소(연탄가스) 중독의 해독작용이 있다 하여 연탄가스 중독에 동치미국을 마시기도 한다.

▷ 감자 – 칼륨이 풍부

감자의 성분은 수분 75% · 녹말 13~20% · 단백질 1.5~2.6% · 무기질 0.6~1% · 환원당 0.03mg · 비타민C 10~30mg이 들어 있다. 질소 화합물의 절반을 차지하는 아미노산 중에는 밀가루보다 더 많은 필수 아미노산이 함유되어 있다. 그리고 날감자 100g은 열량 80㎈에 해당한다. 싹이 돋는 부분은 알칼로이드의 일종인 솔라닌(solanine)이 들어 있다. 이것에는 독성이 있으므로 싹이 나거나 빛이 푸르게 변한 감자는 많이 먹지 않도록 주의해야 한다. 비만과 깊은 관련이 있는 당뇨의 경우 식사량을 조절하면 공복감 때문에 식이요법을 도중하차하는 경우가 있다.

식물성 섬유질이 풍부한 감자는 위속에서 오랜 시간 머물러 허기를 적게 느끼도록 하므로 껍질을 벗기지 않고 밥이나 빵 · 면류 대신 주식으로 사용하면 좋다. 특히 감자에는 인슐린을 만드는데 없어서는 안 될 칼륨이 풍부하다. 생감자즙은 매우 강력한 해독작용을 가지고 있으므로 각종 약물의 급성 중독에 걸렸을 때에도 도움을 주는데, 이는 다량의 나트륨·황·인·염소 등 때문이다.

그 외 달래·쑥·씀바귀·냉이·두릅나물·느릅나물·취나물·죽순·상추·깻잎·쑥갓·파·부추·치커리·오이·가지·더덕·도라지·우엉·고추·토마토·호박·피망 등도 좋다.

▷ 푸른 회색빛 차좁쌀 – 당뇨예방과 치료에 특효

푸른 회색빛 차좁쌀은 청흑색(青黑色)을 띤 차조로, 두뇌를 맑게 하고 당뇨·중풍·고혈압의 예방과 치료에 특효가 있는 곡식이자 영약(靈藥)이다. 맛은 달고 독이 없으며 생동쌀이라고도 하고 청량미(青粱米)라고도 부르는데 지금은 깊은 산간지방을 제외하고는 재배농가가 거의 없어 국내산은 구하기가 힘들어 대부분 수입품에 의존하고 있는 실정이다. 위장과 비장을 튼튼하게 하고, 이질 설사를 멎게 하며 소변을 잘 통하게 한다.

좁쌀은 작은 곡식이라서 씨눈을 제일 많이 먹을 수 있어서 좋다. 현미 1스푼과 좁쌀 1스푼을 비교한다면 비록 부피는 같지만 씨눈의 숫자가 좁쌀이 훨씬 더 많다. 씨눈! 그 자체는 바로 생명이다. 다음 세대로 이어갈 수 있는 생명력이 씨눈에서 나오기 때문에 가장 균형 잡힌 생명 물질을 섭취하는 방법이 되어 자연치유력을 증가시킬 뿐 아니라 신진대사의 장애를 사전에 예방할 수 있어서 만성질환의 발병을 억제할 수 있다.

▷ 황색 좁쌀 – 환자식의 으뜸

좁쌀에는 단백질 10.1% · 지방질 3% · 탄수화물 72% · 섬유질 2.5% · 수분 10.6% · 회분 · 칼슘 · 인 · 철 · 비타민B_1 · B_3 · B_6 · B_{15} · B_{17} 등이 고루 분포되어 있으며 좁쌀 100g은 355㎈의 열량을 낸다.

▷ 현미(玄米) – 환자식의 기초

현미에는 중금속을 해독시키고 혈액을 맑게 해주는 섬유질이 다량으로 함유되어 있다. 휘친산이 백미의 6배나 들어있으며 풍부한 단백질 · 지방 · 탄수화물 외에 백미의 3~4배에 달하는 섬유질과 비타민 B_1 · B_2 · B_3 · B_6 · B_{15} · B_{17} · 비타민E · 비타민C · 판토테인산 · 콜린 · 칼슘 · 칼륨 · 나트륨 · 리놀산 등의 비타민과 미네랄이 균형을 유지함은 물론 항암인자를 억제하는 킬레이트 물질까지 들어 있는 종합 영양의 보고이며, 셀레늄 · 페놀 · 스테롤 등의 항산화 성분도 많이 포함되어 있다.

씨눈까지 먹는 현미는 섬유질이 풍부하여 위장의 활동을 강화시키는 것은 물론 소화 시간을 지연시킴으로써 허기 감을 덜어주어 음식을 많이 먹는 것까지 방지해 주고 있다. 성분들 속에서도 주목해야 할 생리적 물질은 비타민B_{15}라고 불리는 판가민산이다. 판가민산은 호흡을 통하여 들어온 산소를 헤모글로빈이 세포까지 전달시켜 놓으면 세포의 문을 열고 세포 속으로 산소를 집어 넣어주는 물질이다. 모든 정상적인 세포는 산소에 의해서 생명을 유지하는데 만일 산소가 없거나 부족하면 이상세포, 즉 암세포로 바뀌거나 사멸한다. 그래서 이 판가민산은 항암제의 기능을 수행할 수 있는 것이며 현미식이 암환자에게 권장되는 이유가 바로 여기에 있는 것이다.

▷ 보리 – 당뇨환자의 희망

만성병의 급증현상 속에 새로운 평가를 받고 있는 곡식이다. 특히 당뇨환자의 증가는 보리를 유명한 곡식으로 부상시켰다. 보리에는 탄수화물 · 지방 · 단백질을 위시한 3대 영양소와 비타민B_1 · B_2 · B_3 · B_6 · B_{15} · B_{17} 들이 고루 들어 있다. 비타민B_2는 산화를 억제하는 효소작용을 돕고, B_1은 당질의 대사에 관여, 혈액을 맑게 하는데 도움을 준다. 보리밥은 장내의 세균 활동을 왕성하게 하여 자체 내에서 합성되는 비타민의 양을 증가시키고 있다. 특히 비타민B_5 · B_6를 많이 합성시켜 혈압조절을 위시하여 혈당의 강하 · 변비의 해소 · 충치를 예방하는가 하면 임파구의 생성을 촉진시켜 면역기능을 왕성하게 함으로써 질병에 대한 저항력을 길러주며 이상세포(암세포 포함)파괴에 일익을 담당하고 있다.

▷ 콩 – 만병통치 식품

콩은 인류의 정신적인 건강과 육체적인 건강 모두를 지켜주는 참으로 유익한 식품인 동시에 위대한 의약품이다. 특히 검은콩에 풍부한 안토시아닌 색소는 활성산소를 제거하고, 혈액순환을 돕고, 콜레스테롤 수치를 낮춘다. 레시틴 · 사포닌 · 이소플라본 등 대두에 함유된 성분이 혈액을 깨끗이 하는 데 도움이 된다. 레시틴 · 사포닌 등이 혈관에 나쁜 콜레스테롤이 쌓이는 것을 막아준다. 사포닌은 불포화지방산의 산화를 방지하는 작용이 있다.

이소플라본은 여성호르몬 에스트로겐과 유사한 작용을 함으로써 혈액 속에 불필요한 중성지방이 혈관에 침착되는 것을 막는다. 된장이나 두부 · 두유 · 콩가루 등 대두를 함유한 음식은 하루 한 번 이상 먹는 것이 좋다. 자주 된장이나 두부 등으로 반찬을 하고, 하루에 한 잔 정도의 두유를 마시도록 한다. 콩에는 붉은 콩 · 노란 콩 · 흰 콩 · 검은 콩 · 푸른 콩의 다섯 종류의 색깔이 있다.

– 붉은색 : 심장 · 혈관 · 소장에 효능
– 노란색 : 위장 · 비장에 효능
– 흰 색 : 기관지 · 폐 · 대장에 효능
– 검은색 : 신장 · 방광 · 생식기 · 노화 방지에 효능
– 푸른색 : 간장 · 담낭에 효능

바로 오장오색(五臟五色)의 관계에 의해서 오장육부에 골고루 효능이 있음을 표시한 것이니 중요한 곡물임에 틀림이 없다. 육류 식품에 들어있지 않은 피에 녹아 들어가는 가용성 식이 섬유질을 위시해서

탄수화물 · 지방 · 단백질 · 미네랄·비타민의 6대 영양학적 생리물질이 골고루 분포되어 있어 인간을 위한 가장 완벽한 곡물이다. 단백질 42% · 지방 18.5% · 탄수화물 21.2% · 섬유질 4.3% · 미네랄 5.6%가 함유되어 있으며 기타는 비타민과 수분이다. 지방은 필수지방산(必需脂肪酸)인 리놀산 · 리노레인산 · 아라키돈산이다. 이 3대 필수지방산은 생체 내에서 일어나는 프로스타그란딘(Prostagrandin)의 기초물질들이다.

이 프로스타그란딘은 일종의 국소 호르몬인 생리활성물질로서 혈관의 확장 · 동맥압의 저하 · 과잉 콜레스테롤 합성 억제작용 · 염증 억제작용 · T임파구의 활성화 · 이상세포의 증식 억제 · 혈소판 응집의 억제 · 체내 지방의 대사촉진 · 위액분비의 과잉생성을 억제 · 장기근육의 경화현상 억제 · 노화방지 등의 작용을 하는 순간대사호르몬인데 이들 3가지 필수지방산들이 바로 프로스타그란딘 생성의 원료물질이라는 점이 중요한 것이다.

콩 속에 들어 있는 비타민들은 비타민B군과 비타민E · 비타민A · 비타민K 등이며 미네랄로서는 칼슘 · 인산 · 망간이 주종을 이루고 있으며 또 한 가지 괄목

할 만한 콩의 성분은 레시틴이라는 물질이다. 이 레시틴은 주로 콩류식품을 원료로 해서 얻어지는 물질인데 지방을 에너지로 바꾸어주는 일을 한다. 콩 속에 들어있는 섬유질은 피에 녹아들어 가는 가용성 섬유질과 불용성 섬유질이 함께 들어 있어 혈중 콜레스테롤의 양을 조절하기도 하고 인슐린의 소모량까지 조절할 수 있어 만성병 발생을 줄일 수 있는 길이 된다.

▷ 율무 – 자양 강장·혈당강하 작용

율무의 약리 성분은 코익세놀라이드를 위시해서 전분 51.9% · 단백질 17.6% · 지방 7.2% · 수분 10% · 그리고 각종 지방산이 함유되어 있다. 이 중에서 코익세놀라이드라는 성분은 복수암의 증식을 억제한다는 발표도 있으며 약리실험에서 혈압강하 · 혈당강하작용이 있다고 알려져 있다. 율무를 상식하면 위가 순화되고 장의 활동을 도와주며 폐를 맑게 해주는 효능도 있다고 한다. 맹장염 · 신장염 · 고혈압 · 소화불량 · 기관지염 · 천식 등에도 이 율무를 처방하고 있으며, 무사마귀가 몸에서 떨어져 나가게 함으로써 항암작용을 기대하며 애용되는 만큼 율무는 우수한 약성을 지니고 있는 것이 확실하다.

한방에서는 이 율무를 자양 강장제로, 피부 미용이나 구취 제거에 탁월한 효능을 인정하면서 사용하고 있다. 율무의 혈당강하 작용 때문에 당뇨환자들에게도 사랑받는 약성식품이다. 그러나 이러한 약효를 기대하여 많은 양을 섭취하면 임신 초기의 임산부에게는 자연유산이라는 역작용도 있으니 주의를 요하며, 남성에게는 성기능이 떨어지는 경우가 있다고도 알려져 있다.

▷ 수수 – 면역기능 항진식품

수수는 빈혈치료 · 조혈 · 청혈제이다. 청혈이란 피를 맑게 해주는 것이므로 면역기능을 항진시키는 곡물이다. 수수라는 곡식은 원래 붉은색이므로 이 붉은색과 심장 · 혈관 · 소장(小腸)이 깊은 연관관계를 가지고 있어 수수가 조혈제 또는 빈혈치료제임을 쉽게 알 수가 있다. 또한 수수의 씨눈 속에 들어 있는 아미그다린은 천연의 항암식품이라고 할 수 있으며, 생체내의 산소이용률을 극대화시키는 비타민B_{15}, 즉 판가민산이 함께 들어 있다.

▷ 옥수수 – 이뇨식품

곡식 중에 비타민E가 많이 들어있는 것이 밀과 옥수수일 것이다. 비타민E라는 토코페롤은 혈관 벽의 유연성을 유지시켜 주며 항산화제(抗酸化劑)로서 세포의 변성을 막아주기 때문에 항암성까지 인정하고 있는 비타민중의 비타민이다. 옥수수는 위장과 신장 특히 정력 식품으로 인기가 좋으며, 옥수수수염은 특유의 이뇨작용에 의하여 부종 · 소변불통 · 당뇨 · 고혈압 · 신결석(腎結石) · 방광결석 · 각혈 · 토혈 등에 처방되고 있다. 또한 영양가도 높아 탄수화물 중에는 포도당 · 자당 · 호정(湖精)의 분포도가 높으며 비타민A · 비타민D · 비타민E · 비타민F · 비타민B군 등이 다양하게 함유되어 있으나 콩과 더불어 비타민C가 들어 있지 않은 것은 결점이다.

옥수수에 들어 있는 단백질은 주로 필수 아미노산이 주종을 이루고 있으나 성장에 관계하는 트리프토판 · 글리신 · 리진 등의 필수아미노산이 들어 있지 않아 큰 결점이 되고 있기도 하다. 그러나 리놀산 · 리놀레인산 등의 필수지방산이 들어 있어 결점을 보완하고 있다. 옥수수가 체내의 결석 형성을 제어하는 것은 비타민F라는 필수지방산 때문이며, 이 비타민F는 혈관 벽을 유연하고 튼튼하게 해주며 동맥경화증 · 고혈압을 예방할 수 있고 세포의 노화를 방지해 주기도 하며, 머리털이 희어지고 빠지는 것도 예방할 수 있다.

▷ 참깨·들깨 – 위대한 신약식품

세포에 산소를 공급하여 암세포의 생성을 억제하는 판가민산(비타민B_{15})이 들어 있고, 결석(結石)을 예방해주며, 동맥경화증을 예방해주는 비타민F(리놀레인산)가 들어 있고, 당뇨예방과 치유물질인 섬유질이 12.1% 들어 있으며, 인체 내에서 합성되지 않는 필수지방산들인 리놀산 · 올레인산 · 아라키돈산 · 리놀레인산이 들어 있다. 역시 필수아미노산인 트립토판 · 메치오인 · 시스틴이 들어 있다.

강력한 항결핵제인 PAS나 스트렙토마이신보다도 살균력이 강력한 카프린산이 들어 있는가 하면 혈관의 유연성을 유지해주며, 여인의 임신을 가능하게 해주는 그리고 세포의 노화를 막아주는 비타민E라는 토코페롤의 보고이며, 단백질19.7% · 지방 45.5% · 수분 7.7% · 당질 8.9% · 섬유질 12.1% · 회분 4.3% ·

칼슘 · 인 등의 미네랄과 각종 비타민들이 고루 분포되어 있다. 참깨에는 검은 깨 · 흰깨 · 푸른 깨의 3종이 있다.

동양학에서 주장하는 오장오색(五臟五色)의 관념에서 볼 때는 신장 · 방광 · 기관지 · 폐 · 그리고 간장과 쓸개에 약효가 있는 식품이다. 참깨에 들어 있는 카프린산은 합성약품인 PAS라는 항결핵제와 SM이라는 항결핵제 보다 살균력이 강력하다는 보고가 나와 있다. 또한 민물조개 · 바지락조개 · 대합 · 오징어 · 은어 등을 먹고 식중독이 왔다면 참기름 한 수저를 먹으면 즉효가 있는 것으로 보아서 참기름의 살균 작용이 강력한 것만은 분명하다.

깨에 포함된 항산화 물질 중 세사미놀과 세사민은 강력한 황산화작용으로 깨끗한 혈액이나 건강한 혈관을 유지하는 데 도움이 된다. 특히 혈관 벽을 두껍게 만드는 원인 물질인 나쁜 콜레스테롤을 줄이는 데 특효가 있다. 열량이 높기 때문에 많이 섭취하는 건 금물. 하루에 큰 숟갈 1개 정도의 분량이 적당하다.

좋은 의사, 좋은 병원 고르는 법

갑작스레 몸이 아프면 당황하게 된다. 그래서 득달같이 큰 병원, 유명 의사에게 달려가곤 한다. 급성질환은 물론이고 만성질환도 그러기 쉽다. 큰 병원 · 유명 의사 중심의 의료 서비스 선택이 꼭 현명할까? "양 · 한방 똑똑한 병원 이용(전나무숲 펴냄)"의 저자인 백태선 예풍혈관클리닉 원장은 의료 소비자인 환자는 의사나 병원을 고를 때 까다로운 기준을 가져야 한다고 조언한다.

좋은 치료를 받으려면 좋은 의사와 좋은 병원을 찾아야 한다는 데는 누구나 공감한다. 그러나 막상 현실로 닥칠 때 어떻게 행동하느냐는 건 또 다른 문제다. 시장에서 조그만 물건 하나를 사더라도 이리 따지고 저리 따지지만 의사나 병원을 고를 때는 "대형"과 "유명"에서 벗어나지 못하는 게 사실이다. 동국대 의대를 나온 백 원장은 서울아산병원에서 근무한 뒤 경희대 한의대에서 다시 한의학을 전공했다. 한방과 양방을 겸하고 있고, 대형종합병원 근무 후 지금은 개인의료시설을 운영하고 있다. 다음은 그가 권하는 좋은 의사, 좋은 병원 고르는 법을 알아본다.

좋은 의사 찾기

병원보다 의사 선택이 더 중요하다. 병원이 아무리 최첨단 설비를 갖추고 있어도 그걸 다루는 건 결국 의사다. 따라서 병원보다 의사를 보고 진료할 곳을 정하는 게 현명하다. 의료계에도 실력과 성실함을 갖춘 의사와 그렇지 못한 의사가 있다. 따라서 좋은 의사를 적극적으로 찾아야 한다. 좋은 의사는 대개 겸손하다. 자신의 한계를 겸허하게 인정하고 스스로 치료하지 못하는 환자는 다른 의사에게 보낸다.

▷ 풍부한 경험을 가진 의사

환자 치료에 의학 지식과 임상 경험이 필요하다. 경험이 풍부한 의사일수록 의학적 지식을 넘어선 치료의 노하우도 많다. 임상 경험을 알아보려면 우선 경력을 살펴보라. 담당의사가 해당 질병의 전문의인지를 확인해야 한다. 전문과목과 진료과목을 혼돈하지 않도록 주의하라. 진료과목을 많이 적어뒀다고 해서 실력 있는 병원이 아니다. 의료계에서는 대체로 전문의 자격을 취득하고 5년 정도의 임상 경험을 해야 전문가로 인정한다. 박사 학위를 지나치게 높이 평가할 필요는 없다. 여러 학회 회원임을 강조한 의사도 많은데, 일반 회원은 큰 의미가 없다.

▷ 꼭 필요한 치료만 하는 의사

과잉 진료는 상업적 마인드가 강하기 때문일 수도 있고, 치료에 자신감이 없기 때문일 수도 있다. 검사·약·주사 등을 비교적 적게 쓴다는 것은 그만큼 직업의식이 뛰어나다는 것이다. 좋은 의사는 환자의 증상과 몸 상태를 면밀히 관찰해 꼭 필요한 치료만 최소한으로 한다. 또 환자의 면역력을 강화하는 방향으로, 몸 전반에 큰 부담을 주지 않는 방법으로 치료할 것이다. 감기처럼 시간이 지나면 대개 자연치유 되는 질환이면서 뚜렷한 치료약이 없는 경우, 계속 병원에 오라고 하기보다 의학적 처방을 최소한으로 하고 생활관리 요령을 설명해주는 의사가 좋은 의사다.

▷ 많이 묻고 환자의 의견을 존중하는 의사

증상을 자세히 묻고, 환자의 말에 귀 기울이며, 환자의 의견을 존중하는 의사가 좋다. 현재의 증상은 물론 과거의 병력, 생활습관, 환자가 겪는 어려움

전반을 자세히 묻는다는 건 그만큼 성실하다는 뜻이다. 오늘날 검사와 진단 영역에서 기계 의존도가 높아지면서, 병력을 묻는 문진의 가치가 제대로 평가되지 못하고 있다. 또 의사와 대화나 상담이 원활하지 못한 게 의료의 현실이다. 이런 상황에서도 환자를 이해하려 노력하는 의사라면 치료 역시 성실하게 임할 것이다.

▷ 치료 과정을 자세히 설명해주는 의사

치료 과정을 잘 설명하고, 환자의 알 권리를 배려하는 의사가 좋다. 의사는 환자에게 검사 내용 · 진단 결과 · 치료 방법에 대해 자세히 설명하고 환자가 결정하도록 할 의무가 있다. 환자가 충분히 이해하고 서로 합의한 후에 치료가 이뤄져야 하는 것이다. 따라서 검사할 때는 왜 하는지, 진단 결과 어떤 병이고 향후 어떻게 진행될지, 약 처방이나 수술을 한다면 어떤 효과와 부작용이 있는지 잘 설명하는 의사가 좋다. 환자의 이해 수준에 맞춰 쉽게 설명하면 더 신뢰할 수 있다.

▷ 생활 처방에 적극적인 의사

좋은 의사일수록 일상적 건강 증진 활동을 강조한다. 진정한 의료란 약이나 수술 같은 물리적 수단을 강조하기보다는, 발병을 부추기는 나쁜 생활습관을 바로잡아 근본적 치유법을 찾는 것이기 때문이다. 환자의 생활적인 노력은 질병 치유에 절대적 역할을 한다. 바쁜 의사에게서 생활 처방에 대해 자세한 설명을 듣기란 쉽지 않다. 그럼에도 생활 처방에 적극적이라면 분명 남다른 직업의식이 있을 것이다. 좋은 의사는 치유를 앞당기는 건강한 생활 습관에 대한 전문지식을 쌓으려 노력할 것이고, 그 정보를 환자에게 전하려 할 것이다. 병원 치료는 물론이고 환자의 식사와 수면 · 운동 · 평소 주의할 점 등 생활 전반에서 치료 방향을 제시하는 의사가 진정 환자를 생각하는 의사다.

▷ 솔직하고 겸손한 의사

의학의 한계와 자신이 모르는 부분을 솔직히 말하는 의사가 좋은 의사다. 환자가 질문했을 때 "아직 의학이 거기까지 알아내지는 못했다." 또는 "그것은 정확히 모르겠다."고 정직하게 대답하는 의사는 신뢰할 수 있다. 양방이나 한방 · 대체요법 등 모든 의학 부문에서 담당의사가 얼마나 진솔한가는 중요한 선택 기준이다. 양심적 의사라면 증상완화법을 완치요법인 것처럼 말하지 않고, 과잉진료를 일삼지도 않을 거다. 치료에 확신이 없는데도 자만심을 가진 의사는 검사 · 투약 · 수술을 두루 해보는 과잉진료를 하곤 한다.

▷ 마음으로 환자를 격려하는 의사

온화한 표정으로 환자를 대하고, 질병의 고통으로 불안한 환자의 마음을 편안하게 해주며, 긍정적인 말로 희망을 주는 의사라면 단연 좋은 의사다. 환자의 내면에서 치유의 힘을 끌어낼 만큼 긍정적 에너지를 심을 수 있는 의사는 "명의"라고 할 수 있다. 하지만 의료 상업주의가 팽배한 오늘날 환자에게 정성을 다하고, 그 마음이 환자에게 전해져 강한 믿음을 주는 의사를 만나기란 쉽지 않다. 의사에 대한 믿음이 치료 효과에 좋은 영향을 준다는 건 이미 과학적으로 입증됐다. 의사의 따뜻한 말과 마음이 과학보다 더 큰 치유의 힘을 발휘하기도 한다.

좋은 병원 찾기

일반적으로 병원을 선택할 때는 자신의 병과 잘 맞는 곳을 선택하자. 병원의 규모에 매이지 말고, 자신의 질병에 대한 전문성을 가진 병원을 선택하는 것이 현명하다. 해당 병원의 전문성과 의료 서비스 등을 알아보려면 보건복지가족부와 건강보험심사평가원에서 정기적으로 발표하는 각종 병원 평가 결과를 참고하면 된다.

▷ 내게 맞는 병원을 고르자

감기 · 배탈 · 소화불량 등의 간단한 질병은 가급적 자연치유가 되도록 생활 관리를 하는 것이 현명하다. 푹 쉬면서 식사량을 좀 줄이면 우리 몸의 면역계가 자연치유를 한다. 감기로 종합병원까지 가는 것은 시간 낭비이자 돈 낭비다.

▷ 응급상황엔 가까운 병원이 필요하다

응급 환자의 경우 대형 병원 응급실로 가기 위해 시간을 지체해선 안 된다. 우선 환자가 있는 곳에서 가장 가까운 응급실이 있는 병원으로 가서 응급조치를 받는 것이 무엇보다 중요하다. 그러기 위해선 평소에 집 근처의 응급실이 있는 병원을 알아두자. 특정 질환자는 자신의 질병에 대해 응급 진료가 가능한 가까운 병원을 미리 알아두면 좋다.

▷ 만성병은 생활상담 잘해주는 작은 병원으로

현대의학으로 완치할 수 없는 고혈압 · 중풍 · 당뇨 · 관절염 · 아토피 등의 만성병은 생활 관리법에 대해 의사가 얼마나 많이 알고 성실히 상담해주느냐가 치료의 관건이다. 따라서 진료시간에 여유가 있는 병원 가운데 생활처방에 성실한 의사가 있는 병원을 선택하자.

▷ 복잡한 수술은 경험 많은 병원에

복잡한 수술일 경우 해당 병원이 그 수술에 얼마나 전문성을 갖고 있는지, 담당 의사가 그 수술을 얼마나 많이 했는지를 알아볼 필요가 있다. 난이도 높은 수술이라면 그 분야의 최고 병원을 찾아가는 것이 좋다. 수술 건수가 많은 병원을 알려면 건강보험심사평가원에서 발표한 "진료량 지표(수술 건수)" 평가를 참고하면 된다.

▷ 병원 규모에 얽매이지 말자

병원을 선택할 때 규모나 시설이 기준이 돼서는 안 된다. 대형 종합병원, 특히 대학병원은 "3시간 대기 · 3분 진료"라는 말이 나올 만큼 오래 기다려야 하지만 정작 진료시간은 짧다. 복잡한 진료 시스템, 의사의 권위적인 태도도 문제다. 고가의 진단 장비는 전시용으로 갖춘 게 아니어서 불필요한 고가의 검진을 받을 가능성이 높다. 대형 종합병원이라고 해서 모든 분야의 유능한 전문의가 모여 있는 것도 아니다. 병원의 규모나 화려한 시설로 진료의 질을 평가해선 안 된다.

▷ 병원 광고에 현혹되지 않기를

"최고 실력의 의료진" "최상의 의료 서비스" 등 좋은 병원임을 강조하는 광고에 현혹되지 말자. 인터넷으로 정보를 얻을 때도 주의해야 한다. 인터넷은 유용한 정보의 바다이지만 더불어 광고의 장이기도 하다. 신문이나 잡지 등에 소개된 병원도 그만한 가치가 있어 실린 기사인지, 홍보용 광고인지를 가려야 한다. 언론에 자주 얼굴을 내미는 의사가 운영하는 병원이 좋은 병원이라는 생각도 섣부르다.

병을 치료하는 것은 의사나 약이 아닌, 바로 나 자신

의사나 약이 병을 고치는 게 아니다. 의사나 약은 개개인이 지니고 있는 본래의 자연치유력이 좀 더 발휘될 수 있도록 좋은 환경을 만들어 주는 일밖엔 할 수 없다. 예를 들어 골절이 되었을 때 의사는 뼈와 뼈를 맞추어 줄 뿐이며, 뼈를 붙게 하는 것은 자신이 가지고 있는 자가 치유력인 것이다. 세계 제일의 기술을 가진 명의라 해도 죽은 사람의 골절된 뼈를 붙일 수 없는 것이 그 증거이다. 죽은 사람에게는 아무런 치유력이 없기 때문이다.

부러진 뼈는 의사가 이어 맞추지 않아도 저절로 치유되는 힘을 가지고 있다. 의사가 뼈와 뼈를 맞추는 것은 그렇게 하는 쪽이 빨리 낫게 하는 데 도움이 되고, 나은 다음에도 기능장애가 덜하고 깨끗하게 치료되기 때문이다. 모든 상처나 세균감염도 마찬가지로 치료하지 않고 그대로 두어도 저절로 낫는다. 치료를 한다는 것은 좀 더 빨리 낫게 하기 위하여, 상처부위가 이쁘게 아물게 하기 위해서인 것이다.

자연의 섭리에 따르자

현대과학의 건강에 관한 이론은 전문가들 사이에서도 주장도 많고 반론도 많다. "육식 권장이론과 채식 권장이론" "비타민C 유익론과 비타민C 유해론" "물을 많이 먹어라와 물을 적게 먹어라" "짜게 먹어라와 싱겁게 먹어라" "탄수화물을 많이 섭취하라와 적게 섭취하라" 등, 어느 것이 옳고 그른지를 판단하기란 비전문가인 우리들로서는 알 길이 없다. 그러나 그것은 음식에 따라 결과가 달라지는 것이 아니라 체질에 따라 효능이 다른 것이 아닌가 생각해 본다. 같은 음식 · 같은 방법이라도 체질에 따라 좋을 수도 있고 나쁠 수도 있기 때문에, 그 기준을 음식에 두고 설명할 것이 아니라 체질로 설명을 해야 옳지 않을까 생각해본다. 이 상반된 이론은 언제쯤 속시원히 밝혀질 날이 있을지?

그런 가운데서도 새로운 건강뉴스는 쉬지 않고 쏟아져 나오고 있다. 처음에는 새로운 이론이 나올 때마다 희망을 가지고 기대했었으나 몇 년이 지나도록 그 뉴스에 대한 후속 연결소식은 감감 무소식으로 한갓 반짝 뉴스로서 수명을 다하고 마는 건강 이론들에 대해 요사이 와서는 크게 관심을 갖지 않기로 했다. 그동안 당뇨를 관리하면서 터득한 것은 "자연의 섭리에 따르자"이다. 자연의 변화를 유심히 관찰하고, 역사를 통해 과거 사람들의 성공과 실패의 인생역정을 거울삼아 거기에 내 인생을 대입시키기도 하고, 당뇨관리의 지표로 삼기도 하는데 거의 틀림이 없음을 확인할 수가 있었다.

역시 인간은 자연의 한부분이며, 부분이 전체를 지배하거나 거역할 수 없다는 이치를 깨닫게 되었다. 동물은 잠시도 쉬지 않고 움직이는데, 인간도 동물이니 운동과 활동을 해야 하며, 인간은 감성과 이성이 있으니, 늘 밝게 살아야 스트레스로부터 벗어날 수가 있다. 맑은 공기와 좋은 물을 마시고, 화학물질을 멀리하며, 자연이 준 먹거리를 먹으며 살아야 한다. 화학 물질이 무엇인가? 현대과학의 산물이다. 화학물질을 멀리하라는 말을 바꾸어서 말하면 과학을 멀리하라는 것이다. 자동차도, 엘리베이터도, 에어컨도 마찬가지다. 현대과학을 멀리하라는 것은 곧 자연으로 돌아가라는 뜻이다. 당뇨관리에 있어서도 혈당수치에 너무 연연하지 말고, 자기체질에 맞는 맞춤요법을 찾아 자연의 섭리에 맞게 생활을 한다면 당뇨로부터 해방되는 기쁨을 누릴 수 있을 것이다.

당뇨에 좋은 삼림욕(森林浴)

모든 수목에서는 피톤치드(phytoncide)라고 하는 살균성을 가진 물질을 만들어 내고 있는데, 활엽수(잎이 넓은 나무)보다는 침엽수(잎이 바늘처럼 생긴 나무)가 더 많은 양질의 피톤치드를 만들어 낸다고 한다. 피톤치드의 주성분은 "테르펜"이라는 물질로서 이 테르펜이 숲 속의 향긋한 냄새를 만들어 내기도 하며, 피톤치드는 말초신경과 말초혈관을 자극하여 기능을 활성화시키고, 기관지 천식과 폐결핵을 완화시키며, 심장과 기관지 · 폐의 기능을 강화시키고, 피부를 소독하는 작용도 있다고 한다.

삼림욕의 피톤치드 효과는 산의 정상이나 밑자락보다 산 중턱이 가장 좋고, 숲 한가운데서 결가부좌로 정좌하여 복식호흡을 하면 그 효과가 훨씬 크다고 한다. 또한 계절적으로는 초여름부터 초가을까지 일조량이 많고 잎이 왕성하여 나무의 생기가 넘칠 때, 시간적으로는 온도와 습도가 높은 시간대의 삼림욕이 효과적이며, 이런 효과로 인하여 당뇨인에게는 어떤 운동보다도 등산이 가장 좋은 운동이라고 생각한다.

잠을 잘 때는 완전히 소등을 하자

흔히들 핑크 무드 불빛 속에서 잠을 자고 있는데 이것은 크게 잘못된 것이다. 잠자리의 밝은 빛은 종족번식 기능, 즉 생식 기능이 저하되는 요인이 된다. 밤에 보안등이 훤히 켜져 있는 시골 논밭의 곡식이 열매를 제대로 맺지 못한다는 것은 잘 알려진 사실로, 열매를 맺는 시기에는 밤에 보안등을 끄고 캄캄한 상태를 유지해야 충실한 열매가 맺히는 법이다. 동물이나 사람도 잠을 잘 때에는 완전히 불을 끄고 자는 것이 숙면을 취할 수가 있고 생식기능을 강화시킨다는 것이다.

혈당이 정상으로 회복된 후에도 관리를 계속 해야 한다

당뇨는 못 말리는 진드기 심술 꾼! 대부분 질병도 재발되기는 하지만 당뇨만큼 재발이 잘되는 질환은 드물 것이다. 당뇨가 내 몸에 한번 들어오게 되면 완치된 후에도 이 불청객은 언제든지, 시도 때도 없이 허점만 보이면 찾아온다. 이 불청객이 들어올 수 있는 허점을 보이지 않게 미리 예방하고 문단속을 철저히 해야 한다.

- 불규칙한 생활 습관을 고쳐라.(기상 · 취침 · 식사 · 운동 · 일상 업무 등)
- 긍정적 · 낙천적 · 적극적인 사고로 스트레스를 최소화하고 늘 웃어라.
- 화 · 짜증 · 욕심을 버리고 조건 없는 사랑으로 남에게 베풀어라.
- 균형 잡힌 영양공급을 위해 고섬유질 · 저당질 식품으로 제때 · 알맞게 · 골고루 먹어라.
- 두뇌운동과 유산소운동을 규칙적 · 지속적 · 알맞게 하고 적당한 휴식과 수면을 취하라.

- 약물남용 · 화학물질 · 환경오염으로부터 벗어나, 자연과 어우러져 함께하고, 맑은 공기와 좋은 물을 많이 마셔라.
- 과유불급(過猶不及) : 과음 · 과식 · 과로를 피하고 담배는 끊어야 하며, 목욕을 자주하라.
- 표준체중을 유지하도록 하라.
- 정상 혈당수치와 정상 혈압수치를 지켜라.
- 다른 질병에 걸리거나 몸이 쇠약했을 때는 즉시 치료하거나 휴식을 취하여 몸의 면역력을 키워줘라.

재발되었을 때에는 혈당수치도 천정부지로 뛰었다가 급락하는 널뛰기 수치를 보이기가 일쑤다. 감기 · 몸살이나 기타 질병이 악화되었을 때에도 혈당이 올라가게 되며 다른 질병 치료제로 복용하는 약물 중에서 특히 호르몬제를 복용했을 때에는 혈당이 많이 올라간다. 이럴 때는 감기 · 몸살 등 다른 질병의 치료기간을 최대한 단축하도록 해야 한다.

당뇨를 비롯한 모든 성인병은 계절적으로 겨울철이나 환절기에 많이 악화 또는 재발되는데, 이것은 겨울철의 추위로 인하여 신체의 모든 기능과 조직이 움츠러들어 원활하게 기능을 발휘하지 못하기 때문이다. 그리고 환절기에는 온도 · 습도 등 여러 가지 환경의 변화에 신체의 기능이 그 변화에 빠르게 적응을 하지 못하기 때문이다.

피가 깨끗하면 당뇨가 사라진다

▷ 피가 맑아야 건강하다

피는 우리가 호흡한 산소를 폐에서 각 조직이나 세포에 실어 나르기도 하고, 소화된 영양분을 모든 세포에 나르는 일을 한다. 또 조직과 세포에서 쓰임이 끝난 산소와 노폐물을 밖으로 배출시키는 역할도 혈액이 한다. 그러므로 피가 잘 흘러야 건강할 수가 있으며, 혈액의 흐름이 나쁘면 산소나 영양소의 공급, 노폐물의 배설 등의 역할이 원활하지 못하여 만병의 원인이 된다.

마치 강물이 오염되면 그 강물에 사는 물고기가 정상적인 생명을 유지하지 못하고 죽듯이, 혈액이 탁해지면 혈액을 구성하고 있는 적혈구 · 백혈구 등도 손상을 입게 된다. 면역기능을 조절하는 백혈구가 손상되면 면역기능이 저하되고, 산소를 운반하는 적혈구가 손상되면 혈전이 생긴다.

▷ 포화성 지방이 피를 탁하게 한다

태어날 때는 맑고 깨끗한 피를 갖고 태어나지만 성장하면서 피가 점점 탁해지는 것이다. 피가 탁해지는 원인은 영양 과잉섭취, 그 중에서도 나쁜 콜레스테롤·중성지방이 가장 큰 문제다. 특히 기름에 볶고 튀긴 음식·육류지방을 많이 먹으면 피가 탁해진다. 그 다음은 당분의 과잉섭취다. 당분은 몸속에 흡수되면 포도당이 되는데, 이 포도당은 우리 몸을 지탱하는데 필요한 에너지로서 꼭 필요한 영양소이지만 필요 이상으로 섭취하면 당 농도가 짙어져 혈액을 끈끈하게 한다.

▷ 탁한 피는 만병의 근원

탁한 피는 노폐물을 침전시켜 혈관을 낡게 하고 동맥경화를 만들며, 동맥경화가 진행되면 혈관은 녹슨 파이프와 같다. 녹슨 파이프처럼 좁아진 혈관은 혈액순환이 잘되지 않아 혈전을 만들고, 뇌졸중이나 심장병·심근경색·치매 등을 일으킬 수 있다. 또한 손발이 저리고, 만성피로·두통·어지럼증·생리통 · 생리불순 · 기미 등 만병의 원인이 된다.

▷ 피를 맑게 하려면

피를 탁하게 하는 주범은 음식이지만 그렇다고 한 순간에 탁해지는 것이 아니다. 맑은 공기와 좋은 물을 마시도록 노력하고, 다음과 같은 생활습관으로 바꾸면 피가 탁해지는 것을 막을 수 있다.

- 과식을 피한다.
- 식이섬유 섭취를 늘린다.
- 콜레스테롤 · 육류지방이 많이 함유된 식품을 줄인다.
- 단음식과 술은 최소한으로 줄인다.
- 하루 한번 반신욕을 한다.
- 담배는 끊는다.
- 변비를 없애야 한다.
- 깊은 잠을 자도록 한다.
- 스트레스를 최소화한다.
- 매일 가벼운 운동을 한다.

저녁에 발 목욕하는 것이 좋다

당뇨환자들은 혈액 속에 당이 많아 피가 끈적끈적하여 혈액 순환에 문제가 있어 말초신경 손상으로 감각이 둔해지거나 저리거나 쥐가 자주 나고 발끝이 따끔거리는 증세가 나타난다. 또한 발바닥이 화끈거리며 걷거나 발을 만지면 아프거나 시리기도 하고 손발에 힘이 없거나 동맥경화증이 동반되는 경우가 많은데 이렇게 되면 저항력이 떨어져 조그만 상처도 쉽게 낫지가 않는다. 평소에 발 관리를 잘하여 미리 예방하는 것이 좋다.

- 손발은 깨끗이 관리하고 상처가 나지 않도록 한다.
- 맨발로 다니지 않도록 한다.(쉽게 상처를 받기 쉬움)
- 발톱은 너무 짧게 깍지 말고 일자(一字)로 깎는다.
- 굽이 너무 높거나 꽉 조이는 신은 신지 않도록 하고 통기성이 좋은 편안한 신을 신는다.
- 양말은 얇고 부드러운 면으로 된 것으로 쿠션이 있는 것이 좋다.

- 상처 · 물집 · 굳은 살 · 갈라짐 · 피부의 변색 · 무좀 등에 각별히 유의한다.
- 밸트 · 코르셋 · 거들 등의 사용을 피하고 불편한 자세를 오래 지속하지 않는 것이 좋다.

매일 저녁 잠자리에 들기 전 40~42℃의 따뜻한 물에 무릎 아래 '족삼리'까지를 담구고 30분 정도 족욕을 하는 것도 아주 좋은 방법 중의 하나이다.

아침 공복혈당이 취침전보다 더 높은 이유 (새벽현상과 소모기현상)

혈당을 관리하면서 가장 의문을 갖는 것 중의 하나가 취침 전보다 아침 공복에 혈당이 더 높게 측정되는 것이다. 저녁 식사 후 아침까지는 음식 섭취가 전혀 없었는데도 불구하고 취침 전보다 아침에 혈당이 더 높게 측정되는 것은 이상하게 느껴질 수 있다. 이러한 현상을 이해하기 위해서는 식사에 상관없이 우리 몸에서는 혈당이 매우 좁은 범위 안에서(80~140mg/dℓ) 완벽하게 조절되고 있는데 이 기전을 이해하여야 궁금증이 풀릴 것이다. 정상인은 아무리 오랫동안 금식하여도 저혈당이 발생하지 않고, 음식을 많이 먹어도 고혈당이 생기지 않는다. 뇌세포들은 기능을 유지하고 생존하기 위한 에너지로서 거의 대부분 포도당을 이용하기 때문에 저혈당이 발생하면 뇌가 그 기능을 못하게 되어 의식이 혼미해 지고 심하면 혼수가 발생하기 때문이다.

정상인이 오랫동안 금식을 하는 경우에도 계속 정상혈당이 유지되는 것은 체내 어느 곳에선가 지속적으로 포도당을 만들어 혈액으로 방출하여 뇌가 기능을 유지할 수 있도록 하여주는 것인데 이 장기가 바로 간이다. 간세포는 식사 시 많은 당분을 글리코겐으로 전환하여 세포 내에 저장하였다가 식사 후 혈당이 감소하게 되면 이를 이용하여 다시 포도당을 만들어 혈액 내로 방출한다. 그러나 간 내에 저장되어 있는 글리코겐의 양은 약 하루만 금식하여도 완전히 소모하게 된다. 세포 내 글리코겐을 다 소모한 다음 간세포는 근육세포에서 방출한 단백질과 지방세포에서 방출한 유리 지방산들을 이용하여 포도당을 만들어낸다. 간에서 포도당을 만들어 혈액 내로 방출하는 양은 놀라울 정도로 그 양이 잘 조절되고 있는데 이를 조절하는 가장 중요한 호르몬들이 인슐린과 글루카곤이다.

간에서 포도당을 만드는 양이 많아져서 혈당이 높아지게 되면 췌장에서 인슐린이 분비되어 간에서 포도당을 못 만들도록 하고, 반대로 혈당이 정상이하로 떨어지게 되면 역시 췌장에서 글루카곤이 분비되어 간에서 포도당 생산을 증가시키게 된다. 인슐린과 글루카곤 두 호르몬은 컴퓨터보다도 더 정교하게 간에서의 포도당 방출량을 조절하여 우리 혈액 내 포도당 농도를 매우 적절한 수준으로 평생을 유지할 수 있도록 하는 것이다. 2형 당뇨의 주된 원인은 췌장 베타세포에서의 인슐린 분비저하와 말초조직 즉, 간 · 근육세포 및 지방세포에서의 인슐린 저항성이다.

인슐린을 분비하는 췌장 내 베타세포의 기능이상이나 베타세포 양의 부족에 의하여 인슐린분비 결함이 발생하며, 인슐린 저항성이라 함은 인슐린의 작용이 인슐린이 주로 작용하는 간 · 근육 및 지방세포에 잘 전달되지 않는 상태를 말한다. 간에서 포도당 합성과 분비를 억제하는 호르몬이 곧 인슐린임으로 인슐린의 분비가 부족한 상태에서는 간에서 포도당 합성과 분비를 적절히 억제할 수 없게 되고 따라서 간에서는 필요량보다 많은 양의 포도당을 혈액내로 방출하게 된다.

또한 당뇨환자에서 존재하는 인슐린 저항성은 적정량의 인슐린이 분비되는 상태에서도 간에서의 포도당 생성을 효과적으로 억제하지 못하여 포도당 방출이 더욱 증가하게 된다. 당뇨환자 간에서의 포도당 합성이 증가되는 이유는 인슐린 부족 · 인슐린 저항성 이외에도 간에서 포도당 합성에 이용되는 영양소의 과다가 원인이 될 수 있는데 이는 특히 비만한 당뇨환자에서 관찰된다. 비만한 환자의 경우 복부측, 내장 주위에 많은 양의 지방이 존재하는데 이곳 지방세포에서 방출된 많은 양의 유리지방산이 간 문맥을 통하여 간으로 전달되게 되면 유리지방산은 앞서 언급한 바와 같이 간에서 포도당 합성의 원료가 됨으로 간에서의 포도당합성이 증가되게 된다.

당뇨환자가 식사 후 많은 시간이 경과한 뒤에도 혈액 내 포도당 농도가 높은 것은 여러 원인이 있으나 간에서의 포도당합성이 증가 된 것이 중요한 원인이 된다. 밤새 음식을 섭취하지 않아도 간에서 포도당은 뇌세포의 기능을 유지하기 위하여 계속 일정한 속도로 포도당을 합성하여 분비하게 되는데 당뇨환자의 경우 이것이 지나쳐 고혈당을 유발하는 것을 "새벽현상"이라고 한다. 간에서 포도당 생성과 분비가 증가된 이유는 앞서 설명한 바와 같이 인슐린분비 부족, 간에서의 인슐린 저항성 및 혈액 내 간에서 포도당 생성의 원료가 되는 여러 영양분의 과다 등이 원인이 된다.

새벽현상을 유발하는 또 다른 중요한 원인이 있는데 이는 성장호르몬의 분비다. 성장호르몬은 깊게 잠든 후에 분비가 최고조에 이르는 것으로 알려져 있는데 성장호르몬은 간에서 포도당합성을 증가시키는 작용을 가지고 있다. 즉 생리적으로 분비되는 성장호르몬이 간에서 포도당합성과 분비를 증가시킴으로 취침 시 보다도 아침 공복에 더 혈당이 높아질 수 있는 것이다.

새벽현상과 매우 유사하게 아침공복 시에 고혈당을 보이는 현상으로 "소모기현상(Somogi phenomenon)"이 있다. 소모기현상은 새벽현상과 같이 공복 고혈당을 보이나 원인이 상이하여 반드시 감별하여야 하는 중요한 현상이다. 소모기현상의 원인은 과도한 혈당강하제나 인슐린을 투여한 경우 잠자는 중에(새벽 3~4시경) 저혈당이 유발되고 이에 의한 신체의 반응에 의하여 아침 공복에 심한 고혈당이 관찰되는 현상이다. 이 두 현상을 감별하여야 하는 중요한 이유는 치료가 정반대이기 때문이다. 즉 새벽현상은 인슐린부족에 의하여 간에서 포도당이 많이 만들어지는 것이 원인임으로 약제를 증량하여 혈당을 정상화 시켜야 한다. 반면 소모기현상은 인슐린작용이 과다하여 발생한 취침 중 저혈당이 원인임으로 오히려 약제 투여량을 줄여야 하기 때문이다.

소모기현상의 경우 특징적인 증상으로서는 취침 중 저혈당에 의하여 아침에 잠에서 깬 후 심한 두통이 있거나, 밤새 땀을 심하게 흘린 경우, 그리고 심한 악몽을 되풀이하는 경우 의심하여야 한다. 두 가지를 확실하게 감별하는 방법으로는 새벽 3시에 혈당 측정을 권한다. 측정하기 매우 불편한 시간이나 자명종 시계를 이용하여 3시에 혈당을 측정해 보면 소모기현상인 경우 저혈당 소견을 볼 수 있고, 새벽현상의 경우 혈당이 정상이거나 높음으로 두 현상을 감별할 수 있다. 혈당관리를 하는 중에 공복혈당이 계속 높다면 이제까지 설명한 새벽현상과 소모기현상을 생각해 보아야 한다. 그러나 두 가지 현상은 그 원인과 치료가 완전히 반대임으로 반드시 주치의와 잘 상의하여 두 질환을 확실하게 감별한 다음 이에 맞추어 적절하게 치료를 하여야 한다.(윤건호 : 가톨릭의과대학 교수)

당뇨가 사라진 것일까(밀월기)

"밀월기(honeymoon period)"라는 것은, 1형 당뇨의 경우, 당뇨의 진단을 받은 후 몇 달에서부터 1년 정도까지 당뇨가 사라진 것처럼 보이는 것을 말하는데, 실제로 인슐린을 거의 또는 전혀 주사하지 않더라도 정상에 가까운 혈당 수치가 유지되고 있다. 그러나 이런 현상이 당뇨가 완전히 사라진 것으로 생각하면 안 된다. 기본적으로 인슐린 분비 세포의 약 90%가 파괴되었을 때 1형 당뇨가 나타나게 되는데, 1형 당뇨로 진단되는 시점에서는 대부분 여전히 약간의 인슐린이 생산되고 있다.

이 시점에서는 남아 있는 인슐린 분비세포수가 그 사람의 인슐린 요구량을 감당하기에 일시적으로 충분할 수 있기 때문이다. 그러나 당뇨가 진행되면서 남아있는 인슐린 분비세포도 모두 파괴될 것이며,

이러한 세포파괴반응이 계속됨에 따라 환자가 필요로 하는 인슐린 주사량도 늘게 되며, 나중에는 전적으로 인슐린 주사에 의존하게 된다. 그래서 과학자들은 새로 진단을 받은 1형 당뇨환자에게는 밀월기 중에도 소량의 인슐린을 주사하는 것이 중요하다고 생각하고 있다. 그 이유는 이렇게 함으로써 남아있는 소수의 인슐린 분비세포를 조금 더 오래 보전할 수 있다는 과학적 증거가 일부 보고되어 있기 때문이다.

2형 당뇨진단을 받은 환자들 중에서도 진단 당시 과체중이었던 사람의 경우는 체중을 줄이고 규칙적으로 운동을 하면 혈당치가 정상치로 회복되는 것을 발견할 수 있다. 2형 당뇨의 진행 과정도 점진적인 것이어서 내당능 장애의 상태에서 당뇨단계로 이동하면서 차츰 인슐린을 생산할 수 없게 되거나 또는 체내의 세포들이 인슐린효과에 대해 저항성을 나타내게 된다. 만약 체중이 다시 늘거나 자연요법을 게을리 한다면 혈당치는 다시 높아질 것이다. 세월이 흐름에 따라 인슐린 생산량은 더 감소하고 인슐린 저항성은 더 높아지게 되므로, 이런 시점이 되면 식이요법과 운동요법만으로 혈당을 조절하던 환자들도 목표범위 내로 혈당치를 조절하기 위하여 혈당강하제나 인슐린주사가 필요하게 된다. 그러나 다행스러운 점은 혈당치를 정상범위 내로 유지한다면 비록 당뇨가 사라지는 것은 아니지만 여러 가지 당뇨합병증의 발생 위험이 크게 줄어든다는 것이다.

저혈당증이란

식이요법 및 운동요법으로 혈당이 조절되지 않으면 혈당 강하제나 인슐린을 투약하게 되는데, 이러한 경우 혈당이 정상 이하로 떨어지는 저혈당증을 주의해야 한다. 저혈당은 당뇨에서 가장 무서운 급성합병증 가운데 하나다. 고혈당은 수 시간에 걸쳐 혼수가 나타나지만 저혈당은 수분 내에 일어나기 때문이다. 특히 인슐린제제를 사용하는 환자의 10%가 1년에 여러 번 저혈당 쇼크에 빠지고 3~4%는 사망에 이르고 있다.

저혈당증이란 혈당치가 50mg/dℓ 이하인 경우를 말하며, 혈당이 떨어지는 속도에 따라 차이가 있으나 대부분의 환자에서 저혈당에 의한 증상들이 나타난다. 저혈당 상태는 오래 지속되면 뇌기능의 손상이 초래되고 심한 경우에는 저혈당에서 회복되더라도 후유증이 남을 수 있으므로 저혈당증은 고혈당보다 더 위험할 수 있으며, 한번 저혈당을 경험한 환자는 그 증상이 너무 괴로워서 혈당을 열심히 조절하지 않으려는 경향이 있으므로 당뇨치료 시에는 가능한 한 저혈당이 발생하지 않도록 해야 한다.

▷ 저혈당의 증상

저혈당의 증상으로는 발한 · 손떨림 · 공복감 · 불안 · 초조 · 빈맥 등의 교감신경계 자극에 의한 증상과 두통 · 어지러움 · 경련 · 집중력 장애 · 피로감 등의 중추신경계 장애에 의한 증상이 있다. 교감신경계에 의한 증상은 혈당이 떨어지는 속도가 빠를 때에 나타나며 여러 증상 중에 특히 발한이 두드러지는 증세이다. 중추신경계 장애에 의한 증상은 뇌세포가 필요한 만큼의 포도당을 공급받지 못하였을 때에 나타난다.

의식혼란 · 신경 예민 등의 뇌손상 증상이 나타나고 최종적으로 경련 · 의식혼탁 · 혼수에 이르게 된다. 밤에 저혈당을 경험할 경우에는 악몽 · 발한 등을 경험하고 아침에 두통을 느끼게 된다. 입술과 혀의 얼얼함이 공통된 초기 증상이나 이는 환자마다 다르며 환자에 따라 초기증상을 느끼지 못하는 경우도 있다. 이렇게 저혈당의 초기 증상이 없는 환자는 의식손실 · 경련 등이 저혈당의 첫 증상으로 나타나므로 주의하여야 한다.

▷ 저혈당증의 원인

혈당은 주로 식사량 · 운동량 및 투여한 약제용량에 의해서 결정된다. 즉 식사를 적게 하거나 운동을 많이 하면 혈당은 감소하고, 또한 약제용량을 증가시킬 경우에도 혈당은 감소한다. 그러나 당뇨환자가 혈당강하제나 인슐린주사를 사용하지 않고 단지 식이 및 운동요법만으로 혈당을 조절할 경우에는 저혈당증이 거의 발생하지 않는다. 그러므로 저혈당증은 혈당 강하제나 인슐린주사를 사용하는 환자가 식사를 거르거나, 식사를 평소보다 적게 하였을 경우, 운동을 평소보다 많이 한 경우와 혈당강하제나 인슐린주사를 부적절하게 과량으로 사용하였을 때 발생한다.

이외에도 음주나 저혈당을 유발시킬 수 있는 약제를 복용한 경우에도 발생할 수 있다. 감염환자에서는 인슐린 요구량이 증가하여 많은 양의 인슐린을 투여해도 혈당이 잘 조절되지 않다가 염증이 치료되면서 같은 양의 인슐린에도 저혈당증이 발생할 수 있으며, 신부전증 환자는 신기능 저하로 인슐린이 대사되지 않아 소량의 인슐린 투여에도 저혈당이 발생할 수 있다. 그러므로 혈당강하제나 인슐린주사의 용량은 몸의 상태와 동반된 질환에 따라서 증가 또는 감소시켜야 한다.

▷ 저혈당의 응급조치

저혈당증상이 있을 경우에는 즉시 당분을 공급해야 한다. 과일 · 오렌지주스 · 설탕 · 사탕 등 당분이 함유된 음료나 음식을 공급한 후 15분 이상이 경과하여도 저혈당증상이 계속된다면 곧 병원으로 옮겨야 한다. 또 의식이 없을 경우에는 음식을 먹거나 마실 수 없으므로, 억지로 음식이나 음료수를 먹이려 하면 기도가 막히거나 폐렴을 유발할 수 있기 때문에 위험하므로 이때도 즉시 병원에 이송하여 포도당주사로 치료하여야 한다.

그러나 혈당이 300mg/dℓ 이상으로 항상 높은 수치에 길들여진 환자들은, 처음 인슐린을 맞을 때 혈당을 갑자기 낮출 경우, 정상 혈당인데도 저혈당증을 호소하는 경우가 종종 있는데, 이는 그 동안 몸이 고혈당에 적응되어서 정상혈당을 저혈당으로 인식하기 때문에 발생하는 것으로, 저혈당의 증상은 있으나 실제 저혈당은 아니므로 이때에는 추가로 당분을 공급하지 않아도 된다.

▷ 저혈당증의 예방 및 대책

일단 저혈당증에서 회복이 되면 왜 저혈당이 발생하였는가를 생각하여 다시는 저혈당증이 발생하지 않도록 하여야 하며, 저혈당증을 예방하기 위해서는 식사량과 운동량 및 약제 복용량 간에 균형을 유지하여야 한다. 식사는 어떤 경우에도 정해진 시간에 하여야 하며, 평상시보다 운동량이 증가할 경우 미리 식사량을 늘이거나 약제 용량을 줄여야 한다.

또한 환자는 현재 사용하고 있는 약제의 최대 효과가 나타나는 시간을 염두에 두어 그 시간대에는 운동을 삼가고, 운동을 할 때에는 가급적 저혈당 위험이 적은 식후에 하는 것이 좋다. 또한 당뇨환자는 저혈당성 혼수를 대비하여 본인이 당뇨환자임을 나타내는 인식표를 착용하여 다른 사람의 도움을 받을 수 있도록 하여야 한다.

가끔 오후에 추가로 인슐린주사를 투여하는 환자나 인슐린주사량이 많은 환자에서 수면 중에 저혈당증이 발생할 수 있으나 환자가 이를 느끼지 못할 때가 많다. 이 경우 환자는 대게 아침에 일어났을 때 두통 · 발한 및 악몽 등의 증상을 호소한다. 이때에는 새벽 3시에 혈당검사를 해 보면 진단이 가능한데 만약 새벽 3시에 측정한 혈당이 저혈당을 보이면 주치의와 상의하여 인슐린 용량을 감량하여야 한다.

그리고 한번 저혈당증을 경험하게 되면 언제든지 또 저혈당증이 올 수가 있으므로 저혈당증이 재발되지 않도록 식사 · 운동 · 약물 등에 대해 각별히 신경을 써서 대비책을 강구해야할 것이다.

인간의 먹거리는 원래 식물성이었다

이론이라는 것은 어느 분야에서나 상반된 이론이 있게 마련이지만 특히 영양학에서는 상반된 이론이 너무나 많다. 식물성 예찬을 주장하는 학자도 있고 육류 예찬을 주장하는 학자도 있는데, 인간은 원래 먹거리가 초식 · 곡식이었다고 한다. 그 증거로서 이빨의 모양과 작은창자의 길이를 보면 확연히 증명된다. 육식동물의 이빨은 송곳처럼 날카롭지만 초식동물의 이빨은 맷돌처럼 넓적하다. 육식동물의 소장은 약 2m이며 초식동물의 소장은 약 12m이고 사람의 소장은 약 6m라고 한다. 육식을 하지 않으면 몸을 허약하게 만든다고 흔히들 말하는데 고기를 먹지 않아도 힘세고 튼튼한 코끼리나 소나 말을 한번 보자. 그리고 불가의 법도대로 곡 · 채식만 하는 스님들을 보면 대부분 건강하고 장수한다. 이것을 보더라도 육식을 하지 않는다고 몸이 허약해진다는 논리에 대해서는 의문이 생긴다.

초식동물이 육류를 먹으니 광우병이 생기듯이 인간도 육식을 하니 각종 성인병이 생기는 것이며 인간도 곡 · 채식으로만 식습관을 바꾼다면 당뇨 · 고혈압 · 암 등 각종 성인병으로부터 해방될 수 있다고 생각한다. 육식을 하지 않고도 곡 · 채식을 골고루만 하면 인간에 필요한 모든 영양소는 대부분 다 섭취를 할 수가 있으며, 영양부족에 대해서는 조금도 걱정할 필요가 없다고 생각한다. 식물성 식품 속에도 인간에게 필요한 영양소는 얼마든지 충분히 들어 있는데 우매한 우리가 그것을(섬유질 · 비타민 · 미네랄) 다 깎아내 버리고 쭉정이만 먹고 있으니 그것이 문제인 것이다. 유전자를 조작한다든지 환경이 오염된 곳에서 화학비료로 속성 재배한 식품들은 식물성이라도 좋지는 않다. 그래서 지금 유통되고 있는 식품들 중에 안전하게 먹을 수 있는 식품이 별로 없는 것이 현실이지만 그러나 불안전하기는 매 마찬가지라면 우리 인간에게는 동물성보다는 식물성이 더 낫다는 것이다.

아무리 과학적인 이론이라도 병을 고치지 못한다면 맞지 않는 이론이며 아무리 엉터리 이론일지라도 병을 고친다면 초과학적인 진리이다. 과학이고 이론이고 검증이고를 떠나 환자는 병만 고치면 되는 것이다. 갈릴레이 갈릴레오도 지동설을 처음 주장했을 때는 미친 사람이라고 비웃음을 받았다. 그러나 지금도 지구는 평평하다고 생각하는 사람은 아무도 없다. 인간은 육식을 되도록 피하고 곡식과 채소류 · 해조류 · 버섯류 · 과일류의 식단으로 바꾸고 정신요법과 운동요법을 적절히 한다면 당뇨를 비롯한 모든 성인병으로부터 해방될 수 있다고 생각한다.

훈채(薰菜)식품과 진액이 나오는 식품을 많이 먹자

먹는 것은 가급적 채식을 위주로 하되 훈채(薰菜) 식품과 진액이 나오는 식품을 많이 먹는 것이 좋다. 훈채식품이란 일반 채소와 달리 자극성이 있는 맛과 향을 가진 채소로서 마늘 · 파 · 양파 · 부추 · 깻잎 · 생강 · 달래 등을 말하며, 이 훈채는 다른 채소에는 없는 독특한 성분을 가지고 있다. 유기유황 성분인 알린과 이소시아네이트 그리고 스코르디닌 등 혈액을 맑게 하고 혈전을 용해하는 성분이 들어있어 당뇨에 좋은 채소이다.

그리고 끈적끈적한 진액이 많이 나오는 식품이 좋다. 해조류로는 미역 · 다시마가 있고, 산야채로는 더덕 · 잔대 · 고들빼기 · 씀바귀 · 두릅 등이 있으며, 칡뿌리 · 천마(산약)는 진액의 덩어리이다. 재배채소로는 도라지 · 상추 · 치커리 · 쑥갓 · 알로에 등이 있고, 과채류 중에는 토마토가 있으며, 근채류 중에는 감자 · 연뿌리 · 마늘이 있다.

참깨 · 들깨 · 땅콩 등에도 진액이 있으며, 곡식에는 씨눈에 가장 많다. 진액은 흡수가 용이한 섬유질로 되어 있고 그 속에는 특수한 성분이 포함되어 있다. 그런데 식물의 씨눈을 더욱 활성화시켜서 섬유질을 늘리는 방법이 있다. 콩나물 · 숙주나물 · 무순이 그 대표적이다. 이 모두는 눈이 섬유질로 확대된 것인데 보리를 싹을 틔워 말린 것을 엿기름이라고 한다.

겉보리일 때와는 성분이 많이 달라진다. 발아현미도 같은 이치이다. 이러한 이치로 본다면 발아현미의 싹도 너무 길게 자라면 안 되고 최적의 길이가 있을 것이다. 쌀 속에 있는 영양소가 모두 싹으로 갈 무렵이면 그때부터는 뿌리가 생기면서 현미자체에 있는 영양소가 아니라 외부의 영양소를 받아들일 준비를 한다. 그러니 현미자체의 영양소가 일부만 싹을 향하여 이동하고 싹에 함유된 성분이 가장 양질의 상태가 될 때가 가장 좋은 것이다.

건강을 지켜주는 새싹 채소와 어린잎 채소

새싹 채소란 식물의 새싹을 이용하는 채소를 말하며, 어린잎 채소란 싹이 조금 더 자란 어린잎을 사용하는 채소를 말한다. 식물은 보통 새싹이나 어린잎이 돋아나는 시기에 생장이 왕성하며, 이 시기에 생명 유지에 필요한 영양소가 새싹이나 어린잎에 응집돼 있다. 따라서 이 시기의 식물들은 완전히 자란 것에 비해 비타민과 미네랄 등의 성분이 훨씬 많으며, 비타민B의 경우, 발아한지 3~6일 사이에 3~15배의 함량이 증가하고 발아 후 5~10일 된 싹은 최고의 영양밀도를 갖는다. 이렇듯 새싹 채소와 어린잎 채소는 생명력 넘치는 영양덩어리이다.

그동안 무 싹이나 메밀 싹 · 콩나물 정도의 새싹 채소를 즐겨 먹었으나 요즘 들어 브로콜리 · 알팔파 · 양배추 · 차이브 등 새로운 종류가 시장에 나오고 있다. 이와 함께 로메인 · 항암초 · 로켓 등의 어린잎 채소도 등장했다. 새싹 채소와 어린잎 채소는 생명유지에 필요한 영양소가 많아 기능성 건강식품으로 각광받고 있다. 그 종류로는 옥수수 싹 · 해바라기 싹 · 순무 싹 · 적무우 싹 · 배추 싹 등 수없이 많다.

生청국장 먹고 건강 챙기자

生청국장을 먹는 사람들은, 찌개로 끓여서 먹으면 청국장 속에 들어 있는 바실러스균 등 여러 가지 유용한 생리활성물질이 파괴된다고 주장한다. 호서대 생물정보학과 김한복 교수는 "청국장을 5분 정도 끓이면 청국장안의 미생물과 효소 등이 완전히 파괴되며, 비타민B군도 50% 정도 파괴된다."며 "하루에 생청국장 1숟가락 정도를 먹거나, 분말청국장을 물에 타서 먹으면 좋다."고 말한다.

청국장에는 비타민과 칼슘 · 칼륨 등 미네랄이 풍부하여 신진대사가 촉진되어 비만을 막아준다. 레시틴과 사포닌은 과도한 콜레스테롤이나 지방을 흡착하여 배출한다. 또한 바실러스균이 발효되면 수많은 아미노산 조각이 만들어 지는데 이 조각이 고혈압을 일으키는 주요인자인 안지오텐신 전환효소의 활성을 억제하여 혈압을 떨어뜨린다. 청국장에는 섬유질이 풍부하여 당의 흡수가 서서히 일어나도록 돕고, 트립신억제제와 레시틴은 췌장의 인슐린분비를 촉진시키므로 당뇨환자에게 도움을 준다.

천연 비타민C가 당뇨합병증을 막는다

비타민C는 독성물질이 체내에 들어왔을 때 그 독성을 해독시켜서 무해하게 만드는 수용성비타민으로, 필요한 만큼만 흡수되고 여분의 비타민은 체내에 저장되지 않고 소변으로 배설된다. 비타민C의 필요량은 건강한 성인인 경우 하루에 1,000mg이면 충분하지만, 당뇨가 있을 경우에는 당뇨의 유형과 경중에 따라 하루에 2,000~10,000mg까지 섭취해도 무방하다.

비타민C 1,000mg에는 인슐린의 2단위에 상응하는 혈당강하효과가 있기 때문에 혈당강하제를 복용하거나 인슐린을 맞는 사람에게는 약물의 효능을 높임과 동시에 약물의 독성을 줄이고 약물의 양을 줄일 수 있게 한다.

또한 비타민C는 혈액 중의 콜레스테롤을 간장으로 보내 담즙산으로 만들어 십이지장으로 내보내는 역할을 하므로 콜레스테롤을 낮추게 되는데, 이렇게 되면 혈액속의 산소공급이 원활해져서 망막출혈 · 백내장 · 심장병 · 고혈압 · 중풍 · 동맥경화 · 괴저 등에 도움을 준다. 특히 당뇨나 고혈압으로 오랫동안 상처받는 혈관을 튼튼하게 하여, 망막과 같은 모세혈관에 많은 도움을 주며 콜라겐 합성의 촉진으로 암조직의 확장을 억제하고, 면역기능 강화 · 노화방지 · 감기 · 간염 · 습진 · 무좀 · 디스크 · 퇴행성관절염 · 골다공증 등 골조직의 노화를 억제하는데도 효과가 있다.

심장병 · 뇌졸중 · 치매를 예방하는 아스피린의 효능

우리나라 사람 3명 중 1명은 뇌졸중과 심장병으로 생명을 잃는다고 하는데, 이를 예방하기 위하여 전문가들은 아스피린의 복용을 권장한다. 혈액을 굳지 않게 하는 항응고 작용이 있는 아스피린은 질병이 없는 건강한 사람이 뇌졸중과 심장병 등의 예방 목적으로 복용해도 효과가 있다는 연구결과가 잇따르고 있다. 미국 하버드 의대 예방의학 교실 찰스 헨켄스 교수팀은 미국 의사 2만 2천여 명을 대상으로 5년간 조사한 결과 50세 이상 남성의 경우 평소 아스피린을 복용한 그룹은 그렇지 않은 그룹보다 심장병에 걸릴 위험성이 44%나 감소한 것으로 드러났다.

협심증과 심근경색 등 심장병에 대한 아스피린의 예방효과는 이미 이론의 여지가 없는 정설로 인정되고 있을 정도. 삼성서울병원 순환기내과 박정의 교수는 "40세 이상의 남성 · 50세 이상의 여성 중 집안에 심장병 환자가 있거나 현재 흡연 · 고혈압 · 고지혈증 · 당뇨와 같은 위험요인이 한 개 이상 있으면 의사와 상의해 아스피린을 복용하는 것이 좋다." 고 권유한다. 또 서울중앙병원 신경외과 김종성 교수는 "뇌졸중을 예고하는 일과성 뇌허혈증(뇌혈관이 일시적으로 좁아졌다 회복되는 현상)을 경험했거나 뇌혈관초음파 등 각종 검사에 뇌혈관이 막히거나 좁혀져 있는 것이 발견되면 뇌졸중 예방차원에서 아스피린을 복용하는 것이 좋다."고 강조한다.

일과성 뇌허혈증 증상이 잦아지면 앞으로 뇌졸중 발생가능성이 크므로, 순간적으로 힘이 쭉 빠지거나, 잠깐 한쪽 눈이 잘 안보이고 말이 잘 안 나오거나, 신체 한쪽의 감각이 둔해지면 일과성 뇌허혈증을 의심해봐야 한다. 그러나 혈관이 막히지 않고 터져 일어나는 출혈성 뇌졸중엔 오히려 아스피린은 금물, 또 심장에서 떨어져 나온 혈관 부스러기가 뇌혈

관을 막아 생긴 뇌졸중엔 효과가 약하다.(전체 뇌졸중의 30% 정도)

심장병과 뇌졸중의 예방목적의 아스피린 복용은 평생 복용하는 것이 좋으나 많은 사람들이 우려하는 것은 아스피린이 일으키는 위장장애. 그러나 전문가들은 이 경우엔 위장장애는 그리 걱정하지 않아도 된다고 말한다. 박정의 교수는 “예방 목적의 아스피린 복용량은 80~100㎎을 하루에 1회만 복용하면 충분하므로, 진통이나 해열을 위해 복용하는 양의 1/5에 불과하여 위장장애가 나타나기 어렵다.”는 것. 현재까지 이뤄진 여러 연구에서는 매일 80~100㎎의 아스피린을 복용하면 심장마비 위험을 약 30% 줄인다는 결과가 나와 있으며, 이는 뇌졸중이나 암의 경우에도 유사한 결과를 얻었다고 한다. 그러나 꼭 의사와 상의해 복용하는 것이 안전하다.

당뇨와 담배

담배연기의 일산화탄소는 헤모글로빈과 결합하는 힘이 산소의 250배나 강하기 때문에 혈액 속의 헤모글로빈이 산소를 운반할 수 없게 만든다. 산소와 결합해야 할 헤모글로빈에 일산화탄소가 결합되어, 몸 구석구석의 각 세포들은 산소 대신 일산화탄소를 공급받아 신진대사에 문제가 생긴다.

또한 흡연으로 인해 혈관의 수축력이 감소하여 혈관이 좁아지는데, 그렇게 되면 고혈압을 일으키고, 심장질환 · 뇌일혈 · 성기능장애 등 여러 가지 합병증을 일으키게 된다. 또 담배의 타르는 혈관 벽에 붙어서 각종 이물질과 지방 덩어리를 쌓이게 하여 낡은 수도관처럼 혈관을 좁아지게 하고 굳어지게 하여 동맥경화증을 일으킨다. 이런 이물질로 인하여 혈관을 막아 버리게 되면 뇌졸중이나 심근경색증 등의 치명적인 합병증이 걸리게 된다. 혈액에 당이 많아 끈끈하여 혈액순환이 원활하지 못한 당뇨인에게 혈액을 탁하게 하고 혈관을 수축시키는 흡연이야 말로 치명적이라 할 수 있다.

여기 [제4부]에 실린 글들은 저자가 운영하는 인터넷 홈페이지(당뇨클럽:www.hidang.com)에 올려져 있는 회원들의 체험기 중에서 일부를 발췌하여 옮긴 것이다.

4부

당뇨를 이긴 사람들의 이야기

당뇨를 정복하는 그날을 기다리며

글쓴이 : 루시아

"감사합니다. 고맙습니다." 내가 당뇨클럽 김태호 관리자님께 드릴 말씀은 이 말 밖에 없다. 처음에 좌절하고 절망하고 있을 때, 당뇨클럽은 나에게 희망을 주고 등불을 밝혀 준 곳이다. 당뇨를 처음 알았을 때 나는 200~300㎎/㎗의 혈당수치를 기록했고 키 160㎝에 몸무게 95㎏에 육박하는 한마디로 비만증 환자였다. 내가 당뇨에 걸렸다고 해서 누구를 탓하기보다는 나 자신을 돌보지 않은 나를 탓해야 하는데 그런 마음이 생기지 않았다.

그래서 방법을 찾아보기 위해 이곳저곳을 다니다가 당뇨클럽을 알게 되어 식이요법(잡곡밥과 생식 · 채소류 · 해조류 · 버섯류와 비타민C가 많은 감잎차와 매끼다마 양파와 양배추는 꼭 먹으려고 노력하고 하루에 물 2ℓ 정도를 마신다)과 운동요법으로 하루에 10㎞를 걸었더니 한 달 만에 10㎏이라는 몸무게가 줄어들었다. 처음 한 달간은 110~150정도의 수치를 유지했고 그 후로는 90~110의 수치를 유지하고 있다. 체중은 현재 88㎏이다. 살이 빠지면서 혈압이

130~80으로 돌아왔기에 2년 가까이 복용했던 혈압약도 중단했다. 앞으로 나의 표준 체중인 55~60kg으로 줄여 나갈 생각이다.

당뇨 약은 10일정도 복용하다가(아마릴 1mg) 지금은 끊었다. 의사 선생님도 나보고 100점짜리 환자라면서 잘하고 있다고 열심히 하라신다. 나는 원래 비만해서 고혈압 · 지방간 등으로 약을 먹고 있었는데, 병원에서 운동을 권유해도 안하고 식습관도 그대로 인스턴트 · 밀가루음식 등을 과식하면서 살아왔다. 그런데 이제는 아니다. 당뇨클럽을 알기 전까지는 당뇨가 나에게 절망과 고통을 안겨주었지만, 이제는 이렇게 희망과 용기와 웃음을 되찾아 주었다. 물론 아직 내가 가야 할 길은 멀고도 험하다. 체중도 많이 줄여야 하고 지금도 꿈틀거리고 있는 식습관을 완전히 고치고 생활 방식도 바꿔야한다. 하지만 이젠 예전의 모습으로 돌아가고 싶지 않다. 열심히 노력하겠다.

▷ 혈당수치가 정상으로 돌아오다

당뇨를 진단 받은 지 3개월하고 6일이 지났다. 그 때는 절망과 고통으로 힘이 들었는데 지내고 보니 마음먹기에 달린 것을 알게 되었다. 내가 정상적인 생활로 돌아가기만 하면 되는 것을, 이제는 행복하고 즐겁다. 발병 당시 200~300mg/dℓ이던 혈당 수치가 이제는 80~110mg/dℓ이 되었다. 체중도 95kg에서 75kg으로 20kg 감량했다. 아직 20kg정도 더 감량할 예정이다. 당화혈색소도 7.9%이었는데 5.8%로 정상수치로 회복되었다.

병원에서 종합검진을 하였는데 모든 것이 정상으로 나왔다. 체중감소로 인해서 지방간 · 고지혈증 · 고혈압 등 각종 성인병에서 해방된 것이 무엇보다도 기분 좋았다. 의사 선생님은 이제 당뇨는 없어졌다고 하시면서 즐기면서 먹고 싶은 거 먹고, 즐겁게 운동하고 스트레스 받지 말고 살면 평생 당뇨는 없을 거라시면서 축하해 주셨다.

어제는 오랜만에 고기도 먹고 과음을 했는데도 몸의 상태는 좋았다. 운동은 평생 친구로 지낼 것이고, 자연식은 생활화해서 온 가족의 건강을 지켜 나갈 것이다. 정신적으로도 편하게 지내고 웃음을 잃지 않고 지내야겠다. 오늘은 너무 기뻐서 눈물이 날 것 같다. "관리자님 정말 감사합니다."

▷ 고마운 나의 친구 당뇨

벌써 3년이라니 시간이 정말 빨리 가는 것 같다. 처음에는 어찌 할 바를 몰라서 그냥 울기만 했고 당황해서 이렇게 방치한 내 자신을 원망해보고 주위사람들에게 짜증만 내고 했던 게 엊그제 같은데 벌써 3년이 지났다. 당뇨 · 고지혈증 · 고혈압 · 지방간, 내 몸에 생활습관병이란 것은 다 있었는데 이제는 그 모든 것에서 자유로워졌으니 꿈만 같다.

처음에는 먹는 것도 엄격하게 절제했지만 지금은 그렇게 하지는 않고, 먹고 싶으면 가끔 삼겹살도 먹고 좋아하는 샐러드 바가 있는 패밀리 레스토랑에 가기도 한다. 3년쯤 되니 뭘 먹으면 혈당이 높게 상승되는지를 알 수가 있게 되었다. 떡 종류나 라면류를 먹으면 혈당이 급격히 상승하거나 떨어지는 속도가 느렸다. 과자종류도 자제를 많이 하고 원두커피는 마시지만 크림이나 설탕이 들어간 커피는 절대로 마시지 않는다.

나에게 있어 당뇨는 힘든 병이 아니라 축복을 준 친구였다. 만약 당뇨를 알지 않았다면 난 여전히 100㎏에 육박하는 몸무게로 혈압 약 · 지방간 약 · 고지혈증 약을 복용하면서 힘들어하며 살고 있을지도 모를 일이다. 둘째아이도 이 세상에 나오지 못했을 것이고, 자연요법으로 살이 빠지니 자연히 임신이 되었고, 예쁜 둘째를 낳고 보니 세상이 달리 보였다. 임신 중에도 하느님의 축복이 있어서인지 인슐린이나 약의 처방 없이 다른 보통의 산모처럼 임신기간을 보내고 둘째를 얻었다. 비만으로 있었다면 절대로 있을 수 없는 일이었을 것이다. 평생 당뇨를 친구로 데리고 살아가야한다는 부담감도 없는 것은 아니지만 즐겁게 살 것이다.

어제는 병원에서 종합검사결과가 나왔다. 공복혈당 89㎎/㎗ · 식후혈당 142㎎/㎗ · 당화혈색소 5.6% · 체중 65㎏! 의사선생님 말씀이 "당뇨 발견하고 3년 동안 단 한 번도 수치가 올라간 적이 없는 걸로 보아 평생을 약 없이 건강하게 사실 것 같습니다."라고 하신다. 기분이 좋다. 3년 동안 당뇨 때문에 울고 웃고 했지만 이제 맘 편하게, 즐기면서 살 것이다. 이런 방법을 알려준 당뇨클럽에 감사한다.

당뇨의 고마움을 알고

글쓴이 : 김재순

작년 말부터 당뇨 증세가 있었고, 그저 이상하다 이상하다를 연발하고 지낸 시간들이었는데 올해 3월 병원 가서 알아보니 그냥 당뇨라고 했다. 하늘이 무너지고 땅이 꺼지는 심정을 어쩔 수가 없었다. 뭘 어떻게 해야 할지 모르고 허겁지겁 들은 소문대로 채소와 적당한 식사 조절로 당뇨를 관리하다가 아내의 정성으로 이 당뇨클럽을 알게 되었다.

이후에 이곳에서 많은 정보를 얻게 되었고 그 정보가 나의 삶을 바꾸게 되었으며 당뇨 덕에 담배도 이젠 끊고 살고 있다. 당뇨판정 받기 전에는 정말 엄두도 못했는데, 에라 모르겠다. 끊자 싶으니깐 쉽게 끊어졌다. 그리고 착실히 운동도 하면서 아침저녁으로 꾸준히 아주 꾸준히 했다. 당뇨를 경험하면서 난 아주 많은 사실을 알게 되었고 또 색다른 경험들도 아주 많이 했다. 사실 내가 지금 살고 있는 곳은 캐나다이다.

이곳에 살면서 나는 캐나다가 그리 아름답지 않다는 부정적인 생각을 했고, 그로 인해 주위 사람들과의 관계가 좀 소홀하여 그 상처로 고통과 스트레스에 시달렸던 기간이 있었다. 이후에 당뇨판정을 받고, "이렇게 살아서는 안 되겠다." 생각되어 생활패턴을 바꾸어봤다. 먼저 아주 가까운 곳에서부터 살펴봤다. 아침 산책길을 물색해 보았다. 그리고 명상 모임도 같이 참여했다. 그렇게 사람들도 만나서 남달리 나의 끼도 보여주고, 이렇게 나를 발견하기 위해서 그리고 주위의 아름다움을 찾으면서 헤아릴 수 없는 행복감을 느낄 수 있었다. 또 아내와 매일 저녁에 산책을 하면서 다정하게 걷기도 했다. 그러던 중 아내가 임신을 한 것을 알게 되었고, 그보다 더한 행복이 없었다. 이렇게 즐겁게 행복하고 긍정적인 마음을 계속 가지면서 또 아침저녁으로 꾸준히 운동을 하면서 몸의 상태가 점점 가벼워지는 것을 느낄 수 있었다.

물론 이 당뇨클럽 관리자님의 훌륭하신 조언을 들으면서 더욱 힘을 얻었던 것이다. 그래 당뇨는 병이 아니다. 이렇게 지내면서 당뇨로 인해 잃은 것 보다는 얻은 것이 더 많았다. 돈으로 헤아릴 수 없을 만큼이나 많이, 그리고 값진 보물을 얻었다. 좋아지는 몸 상태에 희열도 희열이지만 주위 사람들과의 관계도 차차 좋아졌다. 이상하게 내가 변하니깐 주위사람들도 변하였다. 정말 감사함 그 자체였다. 당뇨에게 인사라도 하고 싶은 심정이다.

그렇게 약 6개월을 지냈다. 정말 당뇨하고 즐겁게 지낸, 그리고 행복하게 지낸 6개월이었다. 나의 생활은 많이 바뀌었고 또 지금 사는 모습도 많이 바뀌었다. 그러면서 만난 명상모임에서 또 하나의 나를 발견하고 지금은 그 명상을 아주 즐겁게 하고 있다. 나를 발견하는 일에 아주 일도매진 하고 있다. 나를 찾는다는 것이 얼마나 즐겁고 행복한 일인지, 이제야 조금 알 것만 같다.

당이 잡힌 것 같은데요

글쓴이 : 마당

지난주 금요일 혈액검사결과가 나와서 의사선생님과 의논을 했다. 선생님은 “당이 잡힌 것 같은데요. 약간 내당능이 의심되니 다음 달에 다시 검사를 받기로 하고 또 매일 당뇨 체크한 결과를 가지고 오라.”고 했다. 검사결과는 HbA1C-5.9%(정상범위: 4.5~5.7%) · C-Peptide Serum-2.95(정상범위: 0.33~3.81)로 나왔다. HbA1C(당화혈색소)는 조금 초과를 했으니 조심하기를 바란다고 하시고, C-Peptide (췌장기능검사)는 지극히 정상이라고 했다. 문제는 간수치가 좀 높게 나왔다. 술을 조심하라고 하면서 살을 지금보다 더 빼면 좋겠다는 충고를 하고는 당이 잡힌 것 같으니 더 조심하라고 했다.

그리고 허니문 기간이 있어서 한때 높은 당치수가 유지 되다가 약 1년 정도 사라졌다가 다시 오는 수가 있으니, 그때 다시 재발하면 걷잡기 힘들고 또 당치수가 잘 내려가지도 않으니 항상 조심하면서 운동과 자연요법을 병행하는데 게을리 하지 말라고 하셨다. 술은 당연히 2잔 정도로 만족을 하고 어쩌다 아주 불가피한 경우는 어쩔 수 없지만 정말 1년에 한번 정도는 글쎄요 하시면서 그렇게 말씀을 하셨다. 얼마나 기쁜지 마냥 당뇨수치가 올라가면서 어쩌나 하고 고민을 했는데, 지극히 정상인 상태니 말이다.

약간 치수가 올라가긴 했지만 그래도 이 정도면 너무 양호한 상태가 아닌가 생각이 든다. 음식을 조심하고 저녁에는 밥 대신 선식을 했으며 시간이 나면 뜸과 침을 스스로 자침했다. 아직은 정확히 이것 때문에 당뇨 수치가 떨어졌는지 잘 모르겠지만 지금 같아서는 음식 조절과 뜸 그리고 운동을 열심히 한 결과가 아닌가 생각이 든다. 욕심을 버리고 나니 좀 마음이 가벼워지기도 했고 여러 가지 마음과 몸을 비우는 것이 병을 고치는데 최고라고 생각한다.

그리고 얼마 전에 소변에서 자꾸만 거품이 나와서 고민을 많이 했는데, 쑥뜸을 뜨고 난 후에 그 소변이 없어진 것은 정말 이상한 일이다. 거품이 거의 일지 않고 오줌을 볼 수 있었으니 계속해서 지켜봐야 할 것 같다. 더 나아지면 정말 좋은 소식이 아닐까 생각이 든다. 또 관리자님이 이렇게 같이 하시는 것만으로도 참 많은 힘이 된다. "진정 님은 커다란 에너지를 소유하고 계신 것 같아요. 언제 웃으면서 함께 저녁식사라도 했으면 하는 마음 간절합니다. 오늘도 이렇게 큰 에너지 받고 물러갑니다." 마당 인사올림

앞으로 약은 끊겠습니다

글쓴이 : 이창환

"아~ 공복 혈당 230이네요. 당뇨이십니다. 이제부터 제가 설명하는 대로 하셔야 합니다. 식사는 이렇게 하셔야 하고, 칼로리는 저렇게 하셔야 하며, 콜레스테롤이 많은 식품은 피하셔야 하고, 지질도 아주 높습니다. 선생님은 이미 환자이십니다." 거침없이 쏟아 내는 전문의의 입모양을 바라보면서 일상생활에서 위기가 다가올 때 곧잘 느껴지는, 속으로부터의 아득함이 메아리 되어 나의 머리를 때리고 있었다. 따지고 보면 무식이었다. 무식이 별건가? 모르면 무식이지.

2년 전 의료공단에서 실시하는 무료건강검진에서 전화가 오기를 "혈당이 조금 높게 나왔는데 혹시 식사하시고 검사하였느냐?"고 하기에, 아니라고 하고는 재검 받으라는 말도 무시했다. 왜냐하면 동시에 받은 소변스틱검사지에는 이상이 없었으며 건강에는 자신하고 있었으니까. 물론 복부비만에다가, 얼굴은 기름기에다가 풍채가 있어 보이고 영락없이 전형적인 한국의 사장님 모습이었으니 그야말로 내 용모는 뭇 사람들의 부러움의 대상이 아니었을까.

당뇨를 인정하고 그 결과를 승복하고 순응하는 마음의 자세를 갖추려는 그 자체가 고통이었으며, 오십 여년 그 긴 시간 동안 몸에 배었던 생활태도를 그 근본부터 뿌리째 뽑아 버려야한다는 긴박감에, 마치 생의 종말이 다가온 순교자처럼 일순 마음도 너그러워지고, 미워했던 사람도, 관심조차도 없었던 일도 넉넉해지며 자비로워지기도 하면서…. 또 어느 때엔 스스로 분노하며 비탄의 늪에 빠져 허우적거리는 양면성을 겪기도 했다.

영양사인 딸 녀석은 아빠 식단은 제가 짜드려야겠다고 나서고 집사람은 어디서 소스를 얻었는지 무슨 번데기가루네, 알로에 줄기네, 별별 걸 다 감지덕지하면서 먹기도 하고, 하면서 병원에서 처방하는 대로, 당뇨 약 1알, 콜레스테롤 약을 보름정도 복용하고 나는 나대로 그동안의 생활태도를 일신하였던바 식전혈당이 95mg/dℓ, 식후 105mg/dℓ 정도 나왔다. 담당의사는 환하게 웃으며 "좋습니다. 앞으로도 계속 이렇게 노력하시면 정상인과 똑같이, 아니 더 오래 건강하게 사실 수가 있으니 각별히 주의하시고 약은 끊겠습니다. 6개월마다 오셔서 건강검진을 받으십시오.” 이렇게 말하는 젊은 의사는 환자인 나보다 더 좋아했다.

작년 2월초 당뇨클럽을 알게 되었고, 그건 나에게 있어 행운이었다. 알기 쉬운 내용에다가, 가장 중요한 것은 환자에게 희망을 준다는 점이다. 실망과 비탄의 나락에서 희망의 양지 속으로 이끈다는… 그동안 불경스럽게도 남의 집 귀한 물건을 무단 사용한다는 죄스러움을 이제야 털어 버리게 되어 영광이다. 당뇨클럽의 자료를 많이 활용했으며, 그로 인해 지금도 식후 혈당 130mg/dℓ을 넘지 않게 되었던 것은 당뇨클럽의 자료집에 나와 있는 그대로의 실천뿐이었다.

한 10kg의 몸무게를 빼다보니 어디 아프냐는 등 주위의 시선이 따갑지만 그때마다 “아, 그렇게 보여요? 그럼 성공입니다.” 이렇게 답하는 것이 제일 편했다. 그러면서 몸의 변화가 오는 것이 혀의 백태가 오므라들듯이 사라져 버렸고 혈압은 140에서 120으로, 맥박도 95에서 70으로 얼굴은 지방이 사라지면서 핼쑥하게 주름이 생긴 것 같으나 혈색은 하얗게 좋아졌다. 지난 1년 동안 참으로 감당할 수 없는 스트레스를 받을 때 여기 당뇨클럽을 값지게 활용했다는 사실을 털어놔야 할 것 같다.

눈물겨운 당뇨완치 체험기

글쓴이 : 민정아빠

나는 집사람과 결혼한 20평생 동안 반 이상을 병과의 힘겨운 전쟁을 치러왔다. 지난 10년여의 세월은 나 자신뿐만 아니라 자식들에게도 많은 고통과 좌절을 안겨준 시간이었다. 때때로 자신감을 잃음에 많은 눈물을 흘리기도 했다. 집사람의 나이는 45세, 한창 중년의 무르익음으로 넘어가야 할 나이에 1990년 2월 16일 당뇨병으로 쓰러지면서 시작된 투병생활은 시작에 불과했다. 본래 집사람의 당뇨병은 유전성이라 할 수 있는데 집사람의 당뇨병 증상을 처음 안 것은 12년 전이었다. 그러나 곧 괜찮아지겠지 하며 차일피일 미루다 급기야는 쓰러지고 말았다.

처음 전남대병원에 입원해서는 전혀 의식 없이 사경을 헤매다 목을 통해서 호스를 이용, 최소한의 음식물과 약을 복용하고 산소 호흡기에 의지하여 생명을 연장해 나갔다. 나는 다니던 직장을 그만두고 오직 집사람 간병에만 몰두했다. 입원 6년 동안 당뇨합병증 증상인 신장염 · 고혈압 · 위장염 · 간질환 · 심장기능저하 · 시력저하 등 거론하기조차 버거운 온

갖 질병에 시달렸다. 몇 년씩 간병을 하다 보니 링겔주사 꽂는 것 정도는 손쉬워졌지만 하루 세 번 약에만 의존하는 집사람의 병은 호전될 기미가 보이지 않았다.

그러는 동안 더 이상은 주사와 약에만 의존해서는 안 되겠다는 생각이 들기 시작했다. 너무 주사나 약에만 의존하게 되면 몸 자체에서 내성이 생겨 효력이 떨어지게 되므로 주사나 약의 강도를 점점 높여주어야 한다는 기사를 접하고 나서는 결국 병이 아니라 약이 사람을 잡겠구나 싶어서, 각종 자연식 및 건강보조식품 · 민간요법에 관심을 갖기 시작했다. 좋다는 것은 다 먹여보고 안 해본 것이 없을 정도였다.

그러던 중 "환원수기"라는 낯 설은 물건에 대해서 주위 사람들의 권유로 물에 빠진 사람 지푸라기 잡는 심정으로 여러 날 주저하다가 집사람을 위하여 여수시 광무동에 소재한 환원수기 대리점에서 환원수기를 구입 설치하였고, 환원수를 하루 3ℓ씩 마시게 하고, 물이 들어가는 음식에는 모조리 환원수를 사용하는 열성을 보였다. 거짓말처럼 아내는 3~4개월이 지나자 당 수치가 정상으로 되돌아오고 그로 인한 합병증 증세도 완화되기 시작했다.

구체적인 완화증상은 소변이 맑아졌고, 속이 쓰리고 아팠는데 그 증상이 없어졌고, 당 조절이 되다보니 발걸음이 가벼워졌고, 신장염이 오면 붓는 현상이 생기는데 신장이 좋아지면서 붓기가 없어졌고, 당뇨가 오게 되면 팔 · 다리가 쑤시고 마비증세가 오는데, 지금은 버스를 타고 다닐 정도이고, 변비가 심했는데 그 증상이 완전히 회복되었고, 담석증도 있었는데 그 증상도 없어졌다. 이처럼 환원수의 도움으로 우리 집사람은 새로운 인생을 살기 시작했다. 이제는 정말 살맛이 난다.

요즘은 당뇨로 고생하는 주위사람들에게 환원수를 소개하는데, 환원수를 마신 집사람의 여동생은 당뇨 5년, 혈당 380~460mg/dℓ 정도에서 현재는 혈당 140~200mg/dℓ 미만의 혈당으로 조절되었다. 이렇게 말로만 듣던 환원수의 신비성을 집사람과 친가 식구들이 경험하고 보니 환원수는 인류의 생명수임을 다시 한 번 느끼게 되었다. 또 한 가지 놀라운 것은 산성수로 각종 피부질환을 치료할 수 있다는 부분이었다. 설마설마 했는데, 젊을 때 군대 시절부터 고생해오던 무좀이 하루에 한 번씩 산성수에 발을 담가줌으로 인해 완치가 되었고 한참 더운 여름날

모기에 물려 가렵고 쓰라릴 때도 산성수로 닦고 습포를 하자 전혀 가렵지 않았고 붓기도 가라앉았다. 나의 집사람처럼 힘겹게 투병생활을 하고 계시는 분들을 위하여 환원수의 신비성을 알리고자 용기 내어 이 글을 쓴다.

생활이 바뀌면 인생이 바뀐다

글쓴이 : 황소

당뇨 때문에 그렇게 좋아하던 삼겹살도 못 먹고 인내하면서 산 지 17개월이 된 것 같다. 식사는 나에게 인생의 낙이요, 어떤 때는 배부른 돼지가 낫다는 생각도 해보았다. 요즘은 조금 달라졌다. “탐식하는 자의 영혼은 짐승과 같다.” 이 말을 되뇌곤 한다. 그리고 주위를 둘러보았다. 식성에 따라 성격이 아주 다르다. 과거의 나같이 육식 위주요 급한 성격의 사람들이 한결같이 50전후에 쓰러지는 것을 보았다. 그리고 늦은 다음 알게 되어 잃어버린 기회를 안타까워한다.

1960~1970년대 초반, 우리의 채식 위주 먹거리는 인스턴트식품에 밀려 멀어지고 서양에선 우리의 식단으로 바뀌는데 우린 이미 그들이 멀리하고 경계하는 식단으로 치닫고 있으니, 성격도 포악해지고 급하고 먹거리와 환경은 우리 민족의 민족성을 바꾸어 놓은 것이다. 지난 17개월의 생활을 돌아보고 참으로 50년간의 나의 식생활이 문제였다는 것을, 나의 생활이 문제였다는 것을 인식한 것이다. 30대에

운동하지 않으면 당뇨 · 고혈압 등 성인병이 안 오는 게 이상하다. 그리고 조금 늦었는지도 모르지만, 난 지금부터 바로 잡는다.

어제는 삼겹살을 많이 먹었다(3인분). 그리고 걱정이 되어 아내와 운동하고 식후 2시간의 혈당이 126 mg/dℓ, 그래 가끔, 아주 가끔은 괜찮은 것 같다. 아침에 고3 아들 학교 데려다주고 회사도착 7시 30분, 근처의 공원에서 스트레칭 · 팔굽혀펴기 · 앉았다 일어서기 40분가량 하고, 뿌듯한 가슴과 팔다리에 힘을 주어보면서 사무실로, 저녁에는 아내와의 운동 때문에 친구도 못 만나고 집으로, 이제는 이 바뀐 생활이 좋다.

중년의 아내는 좋아지는 피부와 날로 향상되는 건강에 나보다 더 열심히… 거실은 이제 체육관이 되었다. 역기와 벤치 · 바벨 · 덤벨 · 완력기 · 아령 · 스테퍼, 나도 모르게 하나하나 장만 했더니 손님들이 오면 방으로 치우느라 야단이다. 우리 부부의 대화는 건강 밖에 없다. 불면증에 시달리던 아내는 너무 잘 잔다. 지나친 불면증 때문에 새벽에 응급실로 두 번이나 갔던 생각이 나서 웃어 본다. 이젠 다른 사람 이야기이다. 아내는 아무도 만나기 싫고 운동 · 집 ·

나의 건강이 인생의 다인 것 같다. 시련은 축복이라고 하신 설교가 기억난다. 조금은 역설적이라고 생각했었는데…

건강 호흡법(당뇨치료 호흡법)

글쓴이 : 안덕용

▷ 건강 호흡법의 간단한 소개

운동요법과 정신요법을 짬뽕한 당뇨치료 호흡법을 소개하고자 한다. 편의상 앞으로는 건강 호흡법이라고 하겠다. 식이요법은 관리자님께서 운영하시는 당뇨클럽에서 너무도 잘 정리가 되어 있으므로 오직 실천하는 것만 남았다고 본다. 이 건강 호흡법은 사실 간단하여 별것이 아니지만 효과는 상당한 것 같다. 먼저 시간은 저녁 식후 1시간 정도에서 시작하는 것을 원칙으로 한다. 물론 하루 중 어느 때라도 좋지만 저녁 식후 1시간 정도 지나서 하는 것이 가장 좋다. 왜냐하면 하루 중 가장 긴 시간을 정상적인 혈당에 가깝게 또는 낮은 혈당을 유지할 수 있는 조건이 되기 때문이다.

또한 아침의 공복혈당이 낮게 되면 식후의 혈당도 이에 상응하여 점차로 낮아질 수가 있기 때문이다. 만약에 경구용 혈당강하제를 복용하는 사람은 건강 호흡을 며칠간 하고 혈당이 많이 내리면 그에 따라 경구용 혈당강하제를 줄여나가야 한다. 인슐린주사를 맞는 사람은 저혈당에 대비하여야 한다. 생각보다 이 호흡법이 혈당을 내리는 효과가 강력하기 때문이다.

– 기분 좋게 알맞은 속도로 걷는다. 천천히 걸어도 좋지만 너무 빨라서 숨이 가쁘거나 힘들 정도의 속도는 내지 않는다.

– 계속 걸어가면서 천천히 가슴 가득히 숨을 마신 다음 기도(성대)를 닫지 말고 잠깐 멈추는 듯하다가 (이때 횡경막이 아래로 기분 좋게 수축하강 하면서 간장과 췌장과 위장 등을 압박하여 마사지를 하므로 내장기능을 좋게 한다)

– 바로 이어서 마치 풍선을 불듯이, 음주운전 측정기를 불듯이 [후우~]하고 숨을 내쉰다. 속으로도 [후우~]하고 발음을 하면서 속으로 발음되는 음파를 느끼도록 하여야 한다.(이때는 세상만사의 모든 근심 걱정과 스트레스와 몸속의 독을 모두 뱉어 낸다는 식으로 아주 시원스럽게 뱉어내는 것이 중요하다. 즉 [후우~]하고 속으로 발음을 하며 음파의 진동과 더

불어 가슴이 시원하도록 내뱉으며 온몸의 독이란 독은 모두 다 날아간다고 상상하는 것이 핵심이다. 아주 시원하게 내뱉는 것이 중요함)

– 다음은 어느 정도 숨이 토해진 상태가 되면 명치를 지긋이 안으로 집어넣으며 이번에는 다시 속으로 [후움]이라고 발음하면서 명치 아래의 아랫배 전체를 강력하게 안쪽(등쪽)으로 최대한 당겨 넣는다(이때의 요령은 [후우~]하면서 최대한 아랫배 전체를 수축시키고 [움]하면서 뱃가죽이 등에 닿게 할 듯이 힘을 주면서 그 상태를 몇 초간 유지하는 것이 좋다. 이렇게 할 때 옆구리와 배의 모든 근육이 강하게 수축하여 단단해지고 배가 수축함으로써 내장의 혈관에 고여 있던 피를 쭉 짜서 심장으로 되돌려 주게 되므로 모든 장기를 활성화하여 주게 된다. 소장 · 대장은 물론 인슐린을 생산하는 장기인 췌장까지도 신선한 혈류가 통하여 기능이 현저히 좋아지게 됨. 이때 [움]의 미음자 발음이 계속하여 2~3초 이상이 되도록 하면 좋으며 이때의 음파가 내장 전체를 흔들어서 새롭게 만든다고 상상한다)

- 이제 마지막으로 속으로 하던 발음도 멈추고 배를 원상태로 천천히 되돌리며 숨을 들여 마신다. 이때 하복부의 긴장을 반드시 풀어야 한다.

- 이렇게 1회를 하고 난 다음 평상 호흡을 1~2회 행한 다음 다시 숨을 크게 들여 마시며 계속 반복한다. 이 호흡은 계속 걸으면서 하는 것이며, 숙달이 되면 평상호흡 없이 지속적으로 하는 것도 가능하다.

▷ 건강 호흡의 특징과 장점

이 건강 호흡법의 특징은 걷기와 복식호흡과 명상을 복합한 것이므로 운동요법과 정신요법이 동시에 이루어진다는 점이다. 혈액속의 포도당을 이용하는 근육을 활동시켜 포도당을 에너지로 직접 소비하여 혈당을 낮추는 한편 근육세포의 인슐린 수용체의 수를 늘려 결과적으로 인슐린 저항성을 낮추어 당뇨를 낫게 한다. 거의 전신의 근육을 모두 사용함으로 근육의 사용량이 최대가 되며 전혀 힘이 들지 않고 유쾌하게 할 수가 있다. 강한 복식호흡을 통하여 내장의 혈액순환을 촉진하여 내장기능을 좋게 하며 당뇨의 중요한 원인 중 하나인 내장지방을 줄여서 당뇨자체를 치료한다. 허리가 가늘어진다. 음파와 명상을 이용한 특이한 호흡으로 스트레스를 해소하며 자율신경의 기능을 정상화하여 내분비 계통에 좋은 영향을 미치게 한다.

▷ 건강호흡 시 유의사항

별다른 부작용이 없지만 효과를 극대화하기 위한 유의사항을 말한다면 매일 저녁 식후 1시간 쯤 지나서 40~60분 정도를 건강호흡을 한 다음 물 한 컵과 작은 과일 한 개쯤을 먹고(더 이상 음식을 먹으면 안 됨) 공복인 상태에서 취침을 하게 되면 이미 혈당이 많이 내려간 상태에서 다음 날 아침 전까지 많은 시간을 낮은 혈당을 유지할 수 있는 장점이 있다. 이미 건강호흡으로 많은 포도당을 소비하였고 또 신진대사의 기능이 증가하였기 때문에 다음 날 아침에는 공복혈당이 많이 낮아져 있을 것이다.

아침 공복혈당이 낮아지면 식후의 혈당에도 당연히 영향을 미치게 된다. 아침식전 운동은 가급적 방안에서 간단한 스트레칭 정도만 하고 바깥운동(조깅 · 걷기)은 하지 않던가, 기분전환 정도로 짧게 하는 것이 좋다. 저녁식후에 하는 것이 가장 중요한 이유는 저녁을 먹고 난 다음에 생성된 혈중 포도당을 최대한 소모하여 낮은 혈당으로 만들어 장시간을 가도록 하자는 것이니 가급적 저녁을 일찍 먹는 게 좋다. 밤에 10시간 정도만 정상혈당을 유지해도 낮 시간에 잠깐 높은 혈당이 된들 큰 문제가 안 된다는 논리다.

저녁 식후에 조깅과 같이 숨찬 운동을 하면 포도당을 과하게 소모하여 배가 고파져서 잠을 이루지 못하거나 약을 복용할 경우 저혈당이 올 수가 있다. 그렇다고 다시 밥을 먹고 자면 밤새도록 높은 혈당이 유지될 것이다. 그래서 느긋한 마음으로 천천히 거닐면서 산보하듯이 하면서 건강호흡을 하면 지방을 주로 태우는 유산소 운동이 되어 좋고 허기감이 생기지 않아서 쾌적하게 잠을 잘 수가 있어서 좋다.(저녁식후 과격한 운동은 금물) 아침 식후 1시간 · 점심 식후 1시간이 지나서는 직장에서 단 몇 분만이라도 건강호흡을 시행한다. 그냥 어슬렁어슬렁 거닐면서 말이다. 5~10분 정도만 해도 확실히 효과가 있다.

▷ 환우들에게 드리는 부탁의 말씀

당뇨는 일반적인 원인은 간단하지만 사람에 따라 다양한 모습으로 나타나므로 어느 한 가지 방법만으로 해결하려 해서는 안 될 것이다. 당뇨병은 식원병이지만 좀더 정확히 말한다면 잘못된 생활에서 온 것이라고 보아야 한다. 잘못된 식생활 · 운동을 안 하는 생활 · 스트레스 받는 생활에서 온 것이라고 본다면 이 세 가지 측면을 동시에 다양하게 자신의 취향에 맞도록 복합적으로 개선해 나가야 할 것이다. 결코 약에만 의존해서도 안 되고 음식에만 의존해서도 안 된다. 운동과 정신요법도 그래서 중요하다.

해월 최시형 선생의 설법 중에 이런 말씀이 있다. (지금 사람들은 다만 약을 써서 병이 낫는 줄만 알고 마음을 다스리어 병이 낫는 것은 알지 못하니, 마음을 다스리지 아니하고 약을 쓰는 것이 어찌 병을 낫게 하는 이치이랴. 마음을 다스리지 아니하고 약을 먹는 것은 이는 한울을 믿지 아니하고 약만 믿는 것이니라. 마음으로써 마음을 상하게 하면 마음으로써 병을 나게 하는 것이요, 마음으로써 마음을 다스리면 마음으로써 병을 낫게 하는 것이니라)

이 건강호흡법은 그냥 호흡법이 아니라 당뇨치료에 좋게 걷기운동과 내장운동과 스트레스해소를 위한 스트레스해소 호흡 · 요즘 부상하고 있는 음파요법 · 명상법 등을 복합하여 만든 것이다. 내가 당뇨의 절망에서 벗어나고 언젠가는 이 방법을 알리고자 하였는데 마침 당뇨클럽을 알게 되었고 김태호 선생님이 당뇨인들에게 깊은 사랑을 갖고 활동하시는 것에 감동하여 자신의 부족함을 무릅쓰고 용기를 내어 이 글을 써서 올리게 된 것이다. 절대로 희망을 잃지 말고 당뇨를 통하여 오히려 생활을 더욱 값있고 행복한 것으로 바꾸어 나가기를 바란다.

"당뇨와 함께"라는 인생의 화두

글쓴이 : 조경호

당뇨와 함께한지 딱 일 년, 정말 많은 게 변했다. 게으름의 극치를 달렸던 나, 이젠 부지런하고 깨끗해졌다. 밥만 먹으면 누워 잤다. 하루에 4끼 이상 먹었고 배부르면 잤다. 운동은 절대로 하지 않았다. 직장에서 쌓인 스트레스는 술로 풀었다. 술을 먹고 새벽에도 꼭 밥을 먹었다. 그런 생활이 몇 년이 지속되었다. 나 자신도 싫어했던 생활 속에 하늘이 내려준 채찍 "당뇨!!"

처음엔 하늘이 나를 버린 줄 알았다. 세상이 미웠다. 당뇨가 두려웠다. 죽음은 언제나 내 곁에 있다고 믿었지만 그 죽음이 병과 함께 내 곁에 있다고 생각하니 더 두려웠다. 하지만 난 좌절하지 않았다. 당뇨에 대해 공부했다. 이왕 나와 함께 할 병이면 미워하지 말자는 생각이 들었다. 사랑할 수는 없지만 미워하진 말자. 당뇨가 아니었다면 세상을 제대로 보지 못했을 거라는 생각이 든다.

어제는 몸이 아팠다. 밥을 먹고 2시간 후 혈당을 재니 143mg/dℓ, 다음날 아침은 120mg/dℓ, 이젠 정말로 몸이 많이 좋아졌구나. 아파도 이 정도니… 새벽 2시 30분에 깼다 감기로 몸이 아팠던 것이다. 새벽에 깨서 내가 한 것은 단전호흡이었다. 초기 감기는 단전호흡만으로도 퇴치할 정도는 되었다. 당뇨를 갖고 있는 분들은 감기를 조심해야 한다. 단전호흡을 누워서 1시간 정도를 하니 감기가 내 몸속에서 없어지는 것을 느꼈다. 정말로 감사한다. 모든 것에….

일상생활 모든 것에 당뇨와 연관되어 생활하고 있는 내 자신을 보고 있노라면 이젠 괜찮아 보인다. 부지런하고 많이 먹지 않고 운동 많이 하고 날씬하고 뭐든지 조심하고, 뭐 이정도면 당뇨도 나쁘기만 한 게 아니라는 생각이 든다. 1년 전 발병 당시 혈당은 400mg/dℓ, 현재 공복 110mg/dℓ 이하이고 식후 2시간 140mg/dℓ 이하이다. 내가 하는 방법은 운동과 식이요법 정신요법이 전부다. 좌절하지 말고 열심히 하면 당뇨도 무릎을 꿇는다는 것을 알았다. 어차피 함께할 손님이라면 미워만 하지 말고 친구하여 함께 가자.

편하고 쉬운 것만 찾는 인간의 간사한 마음

글쓴이 : 유충석

혹시 당뇨가 아닐까? 불안한 마음으로 병원을 향하는 발길엔 약간의 체념도 있었다. 워낙 자각 증세가 뚜렷했기 때문이다. 물을 계속 마시고, 소변 양과 소변횟수가 많고, 안색이 색깔을 잃고, 이만하면 완전 당뇨증상이 아닌가. 거기다가 아버님은 당뇨로 약 20년간 고생하시다 합병증으로 돌아가셨다. 운명의 8월 16일 바로 옆에 있는 내과에 갔다.

안박사님 왈, “혈당수치 452mg/dℓ!! 너무 높아서 운동은 하지 말고 안정을 하란다. 케톤인가 뭔가가 검출되면 입원하고…” 이런, 결국 올 것이 왔구나. 위험하다 위험하다 하면서도 밤마다 소주 반병에 안주 냉큼 주워 먹고 신나게 잠드는 생활을 25년 이상 해왔으니 이때까지 버틴 것만도 대단하지. 내과 안박사님 왈 “내가 해 줄 수 있는 것은 아무것도 없소, 서점에 가서 당뇨에 관한 책을 두 권 정도 사서 통독을 하시고 꼭(강조하여) 실천하시오. 당분간 경구 투약 해보고 경과를 봅시다.”

집에 오자마자 서점으로 책을 사러간 집사람이 얼

마나 눈앞이 캄캄했는지 그 많은 당뇨 책은 보이지 않았다며 달랑 생식 책 한 권 사왔다. 음, 그것도 필요할지 모르겠군. 다시 서점에 달려가 보니 당뇨 책 너무 많아서 고르기 힘들 지경, 적당히 하나 고르고 이것저것 보니 그 책이 그 책, 당장 술병 치우고 김 · 다시다 · 상추 등 책에 나와 있는 일반적인 식이요법을 시작했는데 다행히 야채 해조류를 평소에도 좋아하여 별 거부감이 없었다. 먼저 식사량을 줄이고(그동안은 내 밥 먹고 집사람 것도 실례) 반찬도 줄이고, 일주일 후 병원에 다시 가서 경과를 보니 공복 127mg/dℓ · 식후 2시간 107mg/dℓ 정상으로 돌아왔단다.

아, 하느님. 그러나 이것을 유지하는 것이 더 어렵지 않나. 날마다 운동하고 식사량 조절하고 귀찮은 일은 되도록 피하고 한 달은 정말 열심히 노력했다. 그러던 중 당뇨클럽의 홈피를 알고 여러 가지 금쪽같은 정보를 알게 되었다. 한 달 평균 공복 110mg/dℓ · 식후 2시간 130~140mg/dℓ · 운동 후 90~100mg/dℓ, 9월 16일 다시 병원 체크 128mg/dℓ, 이제 3개월 후에나 점검해보잔다.

그래 이제 좋아졌으니 먹을 것도 조금 먹어야지.

조금 느슨한 식이요법으로 바꾸었다. 집사람도 잘 먹던 사람이 안 먹고 참는 것을 보고 안됐는지 이것저것 권한다. 그래 돼지고기도 먹어도 된다지. 상추에 싸서 열댓점 먹고 이것도 먹어보고 저것도 먹어보고, 그런데 인간은 망각의 동물이라지 않았는가? 그 절실했던 마음이 2달째 접어드니 슬슬 나태해져 가는 것이다.

2년도 아니라 겨우 2개월 지나는데 벌써 옛날 습관으로 돌아가려는 것이다. 당뇨의 무서움이 여기에 있는 것 같다. 우리 뇌리에 심어져 있는 맛있는 것(단 것 · 조미된 것)과 안락함(쉬운 것 · 땀 흘리지 않는 것)! 이것을 바꾸기가 그렇게 힘 드는지 몰랐다. 당뇨클럽의 야채식이 좋은 줄 알면서도 이번만 맛있는 과일을 먹어야지, 과자는 조금이면 괜찮을 거야 등 온갖 이유와 합리화를 해가면서 야금야금 흐트러졌다. 그 결과 10월 16일 168mg/dℓ · 10월 12일 164mg/dℓ, 이제 오늘로써 2달이다. 지금 막 측정하니 158mg/dℓ이 나온다. 김태호님의 충고대로 숫자에 크게 구애받지 않으려고 생각한다. 그리고 식생활을 완전히 바꾸려 한다.

오늘 저녁은 참 행복한 날이다

글쓴이 : 이은실

나의 여동생에게 "3다현상"이 오고 나서야 당뇨가 있음을 알았다. 불과 두 달 전 일이다. 슬퍼하고 절망할 겨를도 없이 여동생은 혈당측정기에 "에러" 표시를 만들 만큼 위험한 상태였기에 곧 큰 병원에 입원을 했고 어느 정도 혈당이 잡힌 뒤 퇴원을 하였다. 하지만 그 뒤의 자포자기한 여동생의 식탐과 무절제한 생활이 이어지자 인슐린 주사를 두 번 맞음에도 식후혈당은 300~400mg/dℓ을 맴돌았다. 지켜보는 가족은 처음 당뇨진단 때보다 더 큰 절망을 느낄 수밖에 없었다. 하나밖에 없는 여동생이지만 서로 가정이 있는 터라 자주 볼 수 없어 더 마음이 아팠다.

대신 매일 두 번의 전화통화를 하였다. 아침 7시 공복 때 혈당을 체크하는 동생에게, 그리고 저녁 식사 후 8시 정도에 혈당 체크할 무렵에, 만일 혈당이 생각보다 높으면 속상한 마음 누르고 위로해주고 조금이라도 혈당이 떨어지면 너무나 기뻐서 소리를 지르곤 했다. "넌 누구보다 이 언니에게 소중한 사람이며 언니가 너 대신 당뇨를 가질 수만 있다면 좋으련만. 자다가도 네 생각하면 속상해서 견딜 수 없다. 그러니 부디 언니를 위해서라도 네 자신과의 싸움에서 이겨주렴!" 같은 이야기와 처량 맞은 언니 목소리에 지겨울 만도 했을 내 동생이 어느 날부터 정말 노력하겠다는 다짐을 했다.

식후 200mg/dℓ 정도에서 운동을 했더니 120~130mg/dℓ이 됐다며 가벼운 운동을 시작했단다. 어느 날부턴가 여동생의 혈당은 잡히기 시작하더니 공복 80mg/dℓ · 식후 120~130mg/dℓ 정도가 유지되었다. 그런데 지난 3월의 부모님 생신 때는 밀려오는 식욕을 참지 못해 두세 번 정도 과식을 했지만 예전처럼 많이 높아지진 않았으며 곧 운동을 한 후에는 150mg/dℓ 이하로 내려왔다. 일주일 전 4월 5일, 동생을 만나러 간 나는 그동안 이곳 당뇨클럽에서 본 내용들을 이야기하며 인슐린을 끊고 약을 복용할 것을 권유했다. 그리고 착한 내 동생은 그 다음날 약을 먹기 시작했는데 첫날 두 알을 먹었더니 70mg/dℓ이 나왔다며 그 다음날엔 한 알을 아침 점심때만 복용했다고 한다. 그 다음날 공복 시 120mg/dℓ · 식후 150mg/dℓ 정도라고 했다.

오늘 저녁 여동생이 먼저 전화를 해왔다. "언니

나 어제 오늘 공복 땐 135mg/dℓ · 식후엔 160mg/dℓ 정도 나왔어. 그리구 약은 안 먹었어. 앞으론 끊을려구!" 얼마나 이쁜지 옆에 있다면 당장 뽀뽀라도 해주었을 것이다. 오늘 저녁 난 정말 행복한 사람이다. 눈물과 기쁨을 한꺼번에 안겨준 동생 때문에… "당뇨로 고생하시는 많은 사람들, 그리고 안타깝게 지켜보시는 가족들 힘내세요! 무엇보다 나을 수 있다는 본인의 의지가 가장 중요하다고 생각합니다. 여러분! 빠른 쾌유를 빕니다."

당뇨가 내게 준 것 "감사할 줄 아는 마음"

글쓴이 : 지니

3년 전 처음 당뇨진단을 받았을 땐 극심한 우울증으로 아무것도 할 수가 없었다. 입이 마르고 갈증이 나서 병원을 찾은 것이 식후 2시간 혈당이 300mg/dℓ을 넘는 엄청난 수치에 놀라 3일간 밥도 못 먹고 잠도 못 잤으며 멍하니 그저 하늘만 쳐다보고 살았다. 처음엔 내가 왜 젊은 나이에 이런 병에 걸려야하나 원망을 하다가 나중에는 내 몸 하나 제대로 돌보지 못했다는 자책감으로 우울했었다. 친정엄마는 우셨다. 젊디젊은 것이 먹고 싶은 것도 제대로 못 먹고 살아야 한다니… 그러나 단지 먹는 것만의 문제는 아니었을 것이다. 당뇨라는 것이 평생을 따라다니면 얼마나 고통스럽게 하는지 주위에서 너무나 많이 보아왔기 때문이다.

처음엔 그냥 약에만 의존한 채 그렇게 살았다. 그리하여 2년이 흘렀으나 이렇게 살아서는 안 되겠다는 생각이 들었다. 좀 극단적으로 말하면 이렇게 살다간 우리 아이들이 대학교에 들어가는 것도 못 보고 죽을 수도 있겠구나 하는 무서운 생각이 들었다. 그러던 중 당뇨클럽을 알게 되었고 클럽에서 많은 자료를 참고하여 잡곡밥과 야채위주의 식단으로 해서 식사량은 절반으로 줄였다. 매일 양파 · 생강 · 마늘을 하루도 안 거르고 먹었는데 마늘은 구워서 하루 20개씩 꾸준히 먹었다. 양파와 생강은 잘게 썰어서 식사 때마다 된장에 찍어서 먹었다. 운동은 매일 아침저녁으로 한 시간씩 빠른 걷기를 하였으며 비가 오는 날에는 집에서 줄넘기를 하였다.

석 달간의 철저한 식이요법과 운동요법을 하고 난 후 일주일 전에는 오랜만에 당화혈색소 검사를 했다. 오늘은 그 검사결과가 나오는 날이라 병원에 들러 확인을 했는데 6.0%가 나왔다.(처음 진단 받았을 땐 8.5%였다) 혈당수치는 식전 100mg/dℓ · 식후 135mg/dℓ로 나왔다. 의사선생님 말씀으로는 조절이 아주 잘되고 있다고 한다. 이제는 병원 약을 끊어도 되겠다고 하신다. 이렇게 빠른 시일 내에 혈당수치를 정상화 할 수 있었던 것은 자연요법을 철저히 실천한 덕분이라고 생각하고 자연요법을 알게 해준 당뇨클럽에 감사한다. 이 방법을 평생토록 지켜서 당뇨로부터 영원히 자유로운 해방인이 되고자 한다.

절망적이었던 당뇨가 이젠 내게 오히려 자신을 더 많이 돌아볼 수 있게 만들어 주었고 자신을 더 사랑할 수 있게 만들어 주었다. 당뇨가 내게 준건 감사할 줄 아는 마음과 내 자신을 사랑할 줄 알게 해준 것이다. 더 늦지 않게 당뇨인걸 알게 된 것도 감사하게 생각한다.

내 인생, 뿌린 대로 거두다

글쓴이 : 피터팬

정원의 동백나무 꽃 몽우리가 나날이 도톰해져 감을 보니 또다시 봄은 온 모양이다. 생동과 희망의 계절을 맞아 여러 환우님들의 가정과 일신에 건양다경 함과 입춘대길을 기원한다. 아울러 항상 애쓰시는 관리자님께 그동안의 고마움을 늦게나마 인사 올린다. 당뇨클럽에 가입한 지가 벌써 2년이 다 되어 가지만, 매번 들어와서는 엿보다가 나갔었는데 오늘은 나도 한번 얼굴을 내밀며 지난 2년간의 체험을 이야기해 보려고 한다.

그러니까, 월드컵 열기가 반도를 달구었던 2002년 여름, 몸이 전과는 달리 이상해짐을 감지했지만, 일 때문에 피곤해서 그러려니 생각하고 지나쳤다. 그해 초겨울 쯤 삼다현상이 나타나자 "혹시! 당뇨?" 하면서도 스스로 인정하고 들어가는 게 두려워 병원을 찾지 않고 또 지나쳐 버렸다. 그러나 그때 내심으로는 확실히 인정했었던 것이다.

해가 바뀌고 2003년 2월경 목욕탕에서 거울에 비친 내 모습을 보고는 소스라치게 놀랐다. 거울 속에는 나이보다 10여 년은 더 늙어 보이는 내가 보였기 때문이다. 체중계에 올라서니 54kg, 3~4개월 사이에 15kg이나 체중이 빠져버린 것이다. 키 176㎝에 54kg이 되니 흡사 반 "미라" 꼴이었다. 피부는 근육과 지방을 잃어 탄력 없이 늘어지고, 시력도 침침, 하체는 후들후들, 머리도 어질어질…

그제야 두려운 마음으로 병원을 찾았다. 진료결과 2형 당뇨 · 공복혈당-500㎎/㎗ 초과 · 안저촬영-우측망막 모세혈관 파괴 · 과음으로 인한 지방간 · 심한 저체중 – 참 골고루 많이도 망가져 있었다. 권위만으로 똘똘 뭉친 의사선생님은(물론 안 그러신 분들이 더 많겠지만) 별로 성의 없는 태도로(의사의 언행이 환자에게 미치는 영향이 얼마나 지대하다는 걸 그는 못 배운 것 같았음) 어떻게 저떻게 하라고 했지만, 병에 대한 무 상식과 황망함에 옳게 기억도 못하고 처방전을 들고 병원을 나섰다.

그리고는 휘청대는 발걸음으로 서점을 찾아가 관련서적 두 권을 구입해서 며칠을 읽었다. 책을 읽고 당뇨에 대한 개념이 어느 정도 잡히고 나니, 문득 뿌린 대로 거둔다는 말이 가슴 속 절절이 스며들었다. 반추해 보니 지난 세월은 나에게 있어 참으로 회한의 세월이고 퇴락과 소멸의 시간이었다.

1989년부터 공기업에 근무하다가 쳇바퀴 도는 듯한 무사안일의 생활에 대한 거부감, 상명하복의 경직성에서 오는 자아상실감, 그리고 미지의 세계에 대한 동경심에 1996년에는 과감히 의원면직을 해버렸다. 그리고는 지방으로 내려가 작은 기업을 하나 설립 운영했는데 때를 맞추어 온 외환위기, 그에 따른 자산 디플레이션과 내외 수요부진에 힘입어(?) 그만 폭삭 내려앉고 말았다.

그때부터 내 인생은 끝이 보이지 않는 암흑의 터널 속에 발을 들여 놓게 되었다. 거기다가 아버지 같았던 형님과 매형들의 죽음 · 경제적 압박감 · 장래를 약속했던 여인과의 이별 · 온통 뒤죽박죽 · 엉킨 실타래 · 가시덤불 · 철조망 · 감당키 어려운 스트레스와 거기에서의 일시적 탈출구로서의 폭음의 나날들…

자책감에 시작된 방랑과 폭음의 세월을 시작할 때의 내 나이는 서른넷이었다. 무릇 사람이든 물건이든 중고 초입의 보존행위가 얼마나 잘 되느냐 못 되느냐가 추후 수선여부와 수명이 결정되는 법. 서른넷부터 마흔까지의 세월을 그렇게 보낸 결과(당뇨)

가 드디어 나타나고 만 것이다. 지금 생각해 봐도 지극히 당연한 결과였다.

우선 혈당을 끌어 내리고 체중은 늘려 나가는 게 급선무였다. 의사선생님은 처방전과 조언만 해줄 뿐 스스로 회복의 길을 찾아 책과 인터넷과 주변사람(나중에 알고 보니 의사보다도 더 박식한 사람들이 주변에 너무나 많았다)들의 얘기를 많이 참고했다.

경구혈당 강하제를 먹고 운동을 실시하다보니 차츰 호전되어 갔다. 혈당이 공복 302mg/dℓ · 식후 2시간 410mg/dℓ에서 두 달 정도 지나니까 공복 111mg/dℓ · 식후 2시간 170mg/dℓ까지 내려왔으며, 체중도 10kg 정도 늘어났다. 이제는 경구혈당강하제도 끊고 자연요법으로만 하고 있는데 평균수치 공복 110mg/dℓ · 식후 2시간 150mg/dℓ 전후를 유지하고 있다.

자연요법의 놀라운 체험

글쓴이 : 김명현

나는 81세의 당뇨쟁이이다. 너무 오래 산다고? 글쎄 나도 팔십 한살까지는 처음 살아보는 터라 그런대로 금년을 잘 넘길는지는 모르겠다. 건강상태는 당뇨를 빼고는 건강한 편이다. 예순 여섯에 정년퇴임을 하고(이러면 아는 사람은 다 알 것이다. 오라! 이 사람이 훈장을 하였구나 하고) 맞다. 만 65세 정년이니까 우리 나이로는 66세가 된다. 시 교육장을 만 5년을 하다 보니 정년이 되었다.(아마 도교육감이 그렇게 만들어 준 모양이다)

그해가 1990년 2월이니 지금 꼭 14년이 되었다. 이 교육장을 할 때의 이야기인데 글쎄 시장이 저녁에 술을 한잔 하는데 소주를 먹자고 한다. 나 원 참! 글쎄, 시장이(이사관 시장) 요리 집에서 소주를 먹자고 하니 이게 말이나 되는 걸까? 그때 나는 나이가 육십 서너 살이 되고 그들은 새까만 오십대들인데, 왜 그러느냐고 하니 당뇨가 있어서 소주밖에 못 먹는다고 한다.

내가 육십이 넘어도 아직 당뇨가 없는데 젊은 사람

들이 그게 무슨 소리냐고 하니 글쎄 당뇨가 있어서 도리가 없다고 한다. 내가 왜 이런 이야기를 쓰는고 하니 나는 그때까지는 당뇨가 없었다. 그런데 말이다. 정년을 하고 집에서 좀 편히 쉬리라고 생각하고 집에서 고급과자들을 사다놓고 낮잠 자가며 먹고 놀았더니 두서너 달 뒤에 갈증이 나기 시작했다. 이게 나도 당뇨가 오나하고 병원에 가서 검사를 하니 당뇨병이라는 진단을 받았다. 그러니 오늘 현재까지 14년이 됐다.

"용케 14년을 죽지 않고 살아 왔다고요? 글쎄, 하나님 덕분이겠지요." 80이 되는 해 첫 아침은 하나님께 80이 되도록 살게 해 주셔서 감사하다는 기도를 간곡히 드렸다. 그런데 81세가 된 첫날엔 그리 간절한 기도가 안 드려진다. 왜일까? 글쎄 나도 잘 모르겠다. 14년 동안 당뇨를 앓으면서 내가 알 수 있었던 것은 무슨 약을 먹으면 혈당치가 적게 올라가느냐 하는 것뿐이었다. 즉 혈당측정기를 사다놓고 매일 180mg/dℓ이 안 넘어 가도록 하며 하루에 만보씩을 걸어 다녔다.(이것도 어느 해 겨울인가 의사선생님의 권유로 하루에 5,000보만 걷기로 하였다)

그래서 지금 망막에는 별 탈이 없으나 발바닥은

짜릿짜릿하여 고통을 당하고 있었다. 당뇨가 있으니 물론 혈압이야 높고 이것은 40대부터 150 이상이 나오는 고혈압이다. 발뒤축에 신경통이 와서 다리를 절룩거리며 걸어 다녀야 했다. 당뇨병의 후유증으로 어찌할 수가 없다는 것을 잘 아는 터라 이러다가 죽는 것이라 하는 각오였다.

그런데 7개월 전 친구의 권유로 당뇨클럽을 알게 되어 꾸준히 자연요법을 하게 되었다. 며느리에게 부탁을 하여 오곡밥과 채소를 주로 한 음식을 먹기로 하였다. 그중에서도 여기는 바닷가라 미역을 주로 하여(칼로리가 적으니까) 다이어트식을 짜도록 하였다. 그러니 지금은 오곡밥 한 숟가락에 미역으로 주로 배를 채운다. 이틀이 지나니까 글쎄 혈당이 135mg/dℓ가 나온다.(아침 식후 2시간 뒤에) 이 원리를 왜 몰랐을까? 3개월 뒤에 발뒤축에 생겼던 신경통이 사라졌다. 그리고 7개월 만에 혈압도 떨어졌다. 150이 넘던 혈압이 지금은 130대까지 내려 왔다. 당뇨를 약으로 안 고치고(물론 약으로는 완치할 수 없다는 것은 나도 그전부터 알고 있었다) 자연요법(식이 · 운동 · 정신요법)으로 고칠 수 있다는 것을 알았으니 그야말로 이것이 복음이 아닐까? 서울의 큰 병원의 당뇨

전문의사라는 분도 약을 먹으라는 지시밖에 안 해 준다. 그래가지고도 명의라고 한다니 이게 웃기는 일이 아닐까?

경구 혈당강하제를 쓰레기통에 버리고

글쓴이 : 박경희

내가 병원의사와 상의 없이 경구 혈당강하제를 먹지 않고 쓰레기통에 버린 이유를 설명하겠다. 발병 후 며칠 동안은 약을 먹었다. 그리고 내가 운동부족으로 이런 몹쓸 병이 왔나 해서 운동도 병행하였는데, 어느 날 앞이 뿌옇게 되고 어지럽고 몸이 떨리는 게 아니겠는가? 그때 난 생각했다. 아, 이렇게 죽는구나 생각하니 어머니 · 아들 · 마누라 생각이 났다. 내 인생이 이렇게 무너지는구나. 휘청거리는 몸을 벽과 계단에 의지하며 내가 갑자기 이러는 것은 분명히 약 때문이라는 것을 느낄 수 있었다.

그래서 생각했다. 약을 버리자. 그리고 세상엔 의사들이 말하는 방법 말고 다른 방법이 분명히 있을 거라고… 그리고 없으면 찾아보리라고 생각했다. 당장 책방에 가서 관련서적을 뒤졌고 경구혈당강하제를 장기간 복용하면 저혈당을 유발시키게 된다는 것을 알았다. 그리고 미국에 사는 재미 교포인데 10대에 당뇨에 걸려 60대인 현재도 혈당강하제와 인슐린 없이 건강하게 살아간다는 사례를 접하고 난 자신감을 얻었다. 다음날 당장에 쓰레기통에 버리고 굳은 결심을 했다. 약 없이 내 스스로가 방법을 찾아보겠다고, 채식과 함께 식후 운동을 했다.

나는 식후 30분이나 1시간이 경과한 후에 운동을 하지 않고 식사를 마치자마자 움직이기 시작해서 바로 운동으로 들어갔다. 혈당이 오르기 전에 운동을 함으로써 남아도는 혈당을 몸이 소화한다는 것을 느꼈다. 그런 생활을 한 달 정도 했을까? 몸이 너무 좋아지는 것을 느꼈고 혈당측정기도 정상을 나타내기 시작하였다.

그래서 생각했다. 의사 말대로 했으면 난 내 스스로가 내 몸을 망가뜨렸겠구나. 그리고 내 몸을 테스트 할 기회가 왔다. 약 한 달 반가량이 지났을까? 회사에서 운동회가 있었다. 조금은 두려웠다. 원래 운동을 좋아했던 사람이라 주저 없이 농구팀에 지원을 했고, 그 더운 5월 말에 20분 풀타임을 뛰었다.(족구도 했고 달리기도 했음) 농구가 얼마가 격렬한 운동인가? 운동을 하면서 나는 생각했다. 차라리 죽으려면 운동하다 죽자! 멋있게 죽자! 비참하게 약 먹고 저혈당으로 죽느니… 그러나 몸은 이상이 없었다.

운동경기는 끝이 났고 우리 팀이 승리를 거두었

다. 난 그날 MVP로 선정되는 기쁨도 느낄 수 있었다. 그 후 나는 자신감도 얻고, 아! 운동이 이렇게 좋은 것이구나를 깨달았다.(아직도 약을 끊지 못하고 계시는 분들은 채식과 긍정적인 마음가짐과 운동으로써 극복해 보세요) 그러면서도 아직은 몸이 완전하지 못하다는 것을 알았기 때문에 정상화 된 후에도 술은 입에도 대지 않았다.

매일 저녁 운동을 하고 난후 난 주체 할 수 없는 피곤을 느꼈기 때문이다. 누우면 1분도 안 되어서 코를 골면서 자는 내 자신을 발견할 수 있었다. 그러나 운동을 시작한지 4개월이 지나면서는 그런 피곤이 없어졌다. 그러나 내 마음속에는 언젠가 이 병이 다시 나를 정복할지 모른다는 생각을 떨쳐 버릴 수가 없다. 그래서인가 없던 짜증도 많이 늘었다.

그러나 몸도 마음도 이 당뇨클럽을 만나고부터는 완전히 정상이 된 것이다. 내가 죽기 살기로 했던 모든 일들을 이 당뇨클럽에서는 너무나도 친절하게 가르쳐 주고 있으니 주저하지 말고 약을 끊고 관리자가 이끄는 길로 가면된다. 그러면 그 곳에 당뇨가 없는 세상이 있다.

당뇨! 이젠 자신 있다

글쓴이 : 조창환

내가 당뇨를 안지가 약 8개월, 그리고 당뇨클럽을 안지가 1개월, 이젠 정말 자신 있다. 정상적으로 일반인들처럼 살 자신 말이다. 아니 일반인보다 더 건강하게 말이다. 방법을 확실하게 알았고 그 방법대로 지낸다면 내게 주어진 삶을 다할 때까지 난 당뇨를 모르고 살 수 있을 것이라 확신한다. 발병한지 1달 만에 나만의 방법으로 혈당을 잡았고, 이젠 내 삶의 바이블 같은 이 사이트(당뇨클럽)와 관리자가 있기 때문이다. 지금부터 내가 경험한 것과 방법을 소개하겠다. 듣고 나면 너무나 간단하다.

발병당시는 혈당 400mg/dℓ이었으나 현재는 식전 80~100mg/dℓ · 식후 2시간 100~120mg/dℓ · 식사는 채식을 위주로 먹는다.(채식이란 양파 · 오이 · 당근 · 미역 · 다시마 · 멸치 · 상추 · 배추 · 시금치 · 버섯 등) 그냥 주위에서 쉽게 구할 수 있는 것들이다. 그냥 많이 먹고, 밥은 한 공기 조금 안되게 먹는다. 식후에는 장소구분 없이 늘 운동을 한다. 멋진 몸매관리를 위해서도 말이다. 팔굽혀 펴기 100개 정도,

하루에 300개 정도 하게 된다. 그 대신 즐겁게 해야 한다. 이 방법대로만 하여도 혈당은 금방 잡히게 된다.

그리고 난 어제 촬영 때문에 출장에서 돌아왔다. 경상도지방으로 갔는데 3박4일 동안 산으로 산으로 돌아다니며 촬영을 했다. 매일 술을 마셨고 아침부터 저녁까지 힘들게 일을 했는데도 전혀 피곤하지도 않았고 혈당도 정상이었다. 혈당을 쟀느냐고? 아니다. 관리자님 말씀대로 몸으로 느낄 수 있게 되었다. 많이 움직였기 때문에 그랬을 것이라고 생각할 것이다. 그렇지 않다. 조금 피곤할 때는 식사 후에 그냥 가만히 있을 때도 있었다. 그런대도 몸은 정상이었고 상쾌한 상태였다. 회사에서 회식을 할 때도 피하지 않았다. 남들만큼 술도 먹는다. 그러나 정상이다. 늘 정상이다.

좌절에서 희망으로

글쓴이 : 해리킴

나는 34세의 남성(키 168㎝ · 몸무게 95㎏)으로 3다현상이 나타나서 의사와 상의 후 피검사를 받고 의사로부터 당뇨가 진행된 것 같다는 진단을 받고 무척이나 당황되고 평생 지고 가야 할 짐이라고 생각되어서 좌절했었다. 병원에서는 혈액검사 결과 당수치가 350㎎/㎗이었다. 우선은 혈당강하제를 처방받아서 복용하면서 식이요법과 운동요법을 병행하기로 했다. 평소에 과체중임을 알면서도 움직이는 걸 무척이나 귀찮아하고 먹는 걸 좋아해서 이것저것 가리지 않고 먹고 양도 꽤 많이 먹었던 것 같다.(지금 먹는 것과 비교하니까 많이 먹긴 많이 먹었던 것 같다) 단 것도 좋아해서 주스 · 탄산음료 · 케익 등 단 음식도 가리지 않고 먹었었다. 먹는 양을 절반 이상 줄이고 야채를 많이 먹고 단 음식을 끊고 운동은 하루에 1~2번, 1번에 30분 이상 걷거나 뛰었다. 뛰면서 평소에 건강 생각해서 운동 좀 하라고 잔소리하던 집사람 생각이 많이 났다.

진작 운동을 시작했으면 이런 지경까지는 오지 않

았을 텐데 하면서, 처음 일주일 동안은 혈당이 들쭉날쭉하면서 첫날 315mg/dℓ로부터 145mg/dℓ 정도까지는 떨어졌다. 의사가 열흘 정도 약을 먹으면서 혈당이 140mg/dℓ 이하로 안정되지 않으면 복용량을 2배로 늘리라고 했기에 약을 먹는 것이 좋지 않다고 들은 나로서는 조금 불안해지기도 했다. 하지만 둘째 주부터 혈당이 안정되어 105~129mg/dℓ 정도로 유지되었다. 두 주 만에 병원에 찾아갔더니 의사가 생각보다 쉽게 혈당이 안정되었다고 했다. 의사 생각에는 약 하나를 최대한(40mg)으로 써야 겨우 잡힐 것 같았는데 5mg으로 안정이 되어서 다행이라고 했다.

약을 언제부터 안 먹어도 되는 건지 물어보니까 6개월에서 1년, 길게 보고서 약을 차차 줄여나가야 된다고 하길래 실망도 되었다. 의사는 꾸준히 식이요법과 운동요법을 해서 몸무게도 줄여야 한다고 했다. 병원에 다녀온 후 며칠 아침 바쁜 일이 있어서 3일간 약을 먹지 못했었는데 혈당은 97~107mg/dℓ 수준에 머물러 있어서 약을 먹지 않고 한 3주 정도 혈당 상태를 보고 의사와 상의하여 완전히 약을 끊을까 하고 있다. 이후 아침공복 시 혈당은 99~107mg/dℓ 선으로 나오고 저녁 식후 2시간 혈당도 100mg/dℓ 선에서 ±5 정도로 유지가 되고 있다.

식사는 될 수 있는 대로 소식을 하려고 하고 단 음식도 꼭 필요하지 않으면 먹지 않고 있다. 운동은 하루도 거르지 않고 지속하고 있고 시간도 차차로 늘려가고 있다. 몸무게는 87kg 정도로 줄었다. 혈당치가 정상인 수치로 안정된 것은 당뇨클럽의 좋은 자료와 또 여태껏 지나치게 많이 먹고 운동 안 하던 생활습관을 고친 것이 주효했다고 본다.

이젠 당뇨 이길 수 있다

글쓴이 : 박성환

아마릴 복용하고 가정의학과에서 내분비내과로 옮겨서 본격적인 치료를 받은 지 이제 두 달이 됐다. 운이 좋아서 우연치 않게 당뇨클럽을 방문하고는 평생의 지병이 아닌 완치 가능한 병임을 알고 얼마나 기뻤는지 모른다. 모든 것이 자신에게 달려있다는 사실이 희망이기도 하면서 한편으론 게으른 나에겐 두려움으로 다가오기도 했다. 처음 병원에 갈 땐 공복에 커피 두 잔, 딸기우유 하나 먹고 혈당을 잿을 땐 359mg/dℓ가 나왔다. 아마릴 처방 1주일 후 공복혈당이 167mg/dℓ · 2주일 후에 111mg/dℓ · 약을 끊고(3일 동안) 다시 공복혈당으로 1주일 후 112mg/dℓ · 식후 30분 290mg/dℓ · 식후 1시간 374mg/dℓ · 식후 2시간 347mg/dℓ 정도의 당 부하검사를 받았다.

당화혈색소는 9.2%가 나왔다. 의사말로는 심각하다며 입원을 권유했다. "입원해서 무엇을 치료합니까?"라는 질문에 "생활을 배우는 거지"라는 말에 입원하지 않겠다고 했다. 그 후 베라실이라는 혈관약과 아반디아 반 알로 이루어진 약을 3주분 처방받고 아침 · 저녁 식전 30분에 복용하고 있다. 당뇨클럽을 둘러보고 또 여러 사이트를 돌아본 결과 나의 당뇨는 흔히 말하는 '인슐린저항성'인 것 같다는 판단이 내려졌다. 165㎝에 59㎏이었던 나는 마른체형에 배만 볼록 나온 복부비만형으로 운동량 부족으로 인한 대사장애로 생각됐다. 그런데 약의 처방으로 봐서는 인슐린저항성으로 판단하는 것 같은데 의사는 통 이야기를 안 해준다. 조금 더 친절하면 좋을 텐데 라는 아쉬움도 있지만 하기야 의사가 다 그렇지 뭐 하는 생각으로 그냥 넘겼다.

인슐린은 정상으로 분비되는데 수용체가 불량한 것인지, 인슐린 자체가 불량한 것인지, 아니면 인슐린 양이 절대적으로 부족한 것인지? 어쨌든 좋아하던 모든 것들과의 싸움을 시작했다. 자판기 커피 · 청량음료 · 돼지고기 등, 그리고 운동을 시작했다. 평생 이 짓을 어떻게 하나! 라는 생각이 슬프기도 했지만 식후 30분 후에 속보 혹은 조깅 정도의 운동을 시작했다. 추운 날 나가서 운동하다 감기에 걸려서 5일 실컷 앓고 요즘은 헬스 등록하고 실내 운동하고 있다.

본격적인 운동으로 체중감소가 더 일어났다. 2달

사이 다갈·다뇨·다음에 시달리면서 2달 사이 6kg이 빠지더니 운동시작 후 조금 더 빠져서 지금 52kg이다. 목욕탕가서 옷을 벗고 거울을 보았을 때 깡마른 모습에 내 자신이 놀라기도 하고 슬프기도 했다. 이제는 좀 적응이 되지만, 어쨌든 운동으로 빠진 체중은 간식으로 때우려고 한다. 그리고 워낙 야윈 체중이라 조금 더 먹어도 되지 않나 하는 생각이 들지만 혈당을 생각하면 식욕이 뚝! 아직도 겁이 난다. 어쨌든 먹는 것에 대한 부담감을 완전히 떨쳐버리지 못했다. 덜 예민하고 자연스럽게 받아들여야 하는데 아직도 식이요법에 관해서는 가급적 먹지 않으려는 생각에 짓눌려 있는 것 같다.

이제 공복혈당은(아침 기상 직후) 가끔 120mg/dℓ을 넘지만 대부분 120mg/dℓ 아래로 유지된다.(110~120mg/dℓ사이, 오늘 처음으로 97mg/dℓ을 기록) 자기 전 혈당도 140mg/dℓ 아래(운동 후에는 79mg/dℓ까지도 내려감)로 유지가 된다. 단지 저녁 후 측정하는 식후 2시간 혈당만이 들쭉날쭉이다. 항상 200mg/dℓ이 넘어간다. 감기로 고생할 땐 400mg/dℓ도 나왔는데 또 시간이 지나니까 170mg/dℓ 아래로 뚝 떨어졌다. 혈당측정기 처음 사고 마구 잴 때는 숫자 하나하나에 천국과 지옥을 왔다 갔다 했는데 관리자님의 가르침대로 숫자에 연연하지 않기로 했다. 어차피 "내일 아침 공복에는 정상대로 나올 것이다."라는 믿음을 갖고 있다. 역시 중요한 것은 운동이라는 결론을 내렸다. 당뇨 때문에 억지로 하는 것이 아닌 생활 속에 운동이라는 인식을 가져야겠다는 생각을 했다.

그리고 식이요법은 관리자님의 방법대로 칼로리 · 단위 생각하지 말고 허기질 때 소량으로 간식하고(주로 두유와 삶은 계란 흰자만) 식사는 적당히 멈추는 것으로 잡았다. 맞벌이라 아침은 아내에게 밥 차려 달라기 미안해서 생식과 두유 한 봉, 그리고 감자 반쪽이나 빵 한쪽으로, 점심은 직장인이라 어쩔 수 없이 매식하고 저녁은 집에서 현미 · 찹쌀과 쌀을 섞어 상추 · 김치 · 멸치 · 김 · 생선 그리고 생양파 · 국이나 된장찌개 등으로 먹고 있다.

병원 약은 초기이니까 열심히 먹고 있다. 나중에는 관리자님의 말씀처럼 끊어야겠다. 비타민C는 하루에 6g섭취 · 맥주효모 하루에 10개 정도(g수가 생각이 안 난다) 섭취하고 있다. 내가 이렇게 체험기를 쓰는 것은 다른 분들의 의견도 듣고 싶은 생각도 있지만, 다른 분의 체험을 통해서 생각하고, 알고 그런 과정이 있었기에 도움을 준 모든 분들에게 감사하는 의미에서 아무것도 아닌 체험기를 올린다.

소식(小食)은 건강과 장수의 지름길

글쓴이 : 조홍연

보통 사람이 하루 식사량의 20~30%만 적게 먹는다면 비만뿐만 아니라 각종 건강에도 큰 도움을 준다. 옛말에 70%만 채운다면 의사가 필요 없다고 하였다. 스스로 식탐(食貪)을 멀리하니 그 마음이 정화되어 건강한데 어찌 육신이 건강하지 아니 하겠는가. 현대의학에서도 증명된 절식은 가장 확실한 건강장수의 지름길이라고 한다. 절식으로 얻는 그 효과는 혈당치가 내려가며, 간 기능이 향상되고, 궤양증과 관절염의 통증이 줄며, 적당한 체온을 유지하여 쓸데없는 에너지 사용이 준다. 그리고 각종 성인병을 비롯하여 심장병 · 신장병 · 치매 · 각종 암을 예방하며 노화를 늦추며 정력을 유지한다고 한다. 절식의 방법으로는 식이요법과 운동요법이 있으며, 식이요법으로는 탄수화물 중심의 식사로서 우리 전통음식의 소박한 음식문화가 가장 이상적이다.

밥(탄수화물)과 된장 · 김치의 발효음식과 약이 되는 산채나물과 채소 위주로 각종 미네랄을 섭취함으로서 산과 알칼리의 평형을 이루는 식단으로 20%

정도 절식하는 것이다. 그리고 피해야 할 것은 인스턴트식품과 술 · 담배 · 카페인 음료는 가급적 적게 먹어야 한다. 일본의 규슈대 의학부의 영양소별 실험에서 식사의 70%를 탄수화물로 채운 절식의 경우가 가장 효과적이라고 한다. 그리고 지방을 중심으로 한 절식은 탄수화물 절식에는 미치지 못하였다. 또한 과식을 하는 사람들이 상대적으로 암의 발생률이 높다. 이것은 욕심 때문이다. 식단의 이상적인 구성은 탄수화물 63% + 지방 25% + 단백질 12%라고 하며, 식품별로는 현미 · 콩 · 야채 · 해조류 · 버섯 · 과일 · 생선 등이 좋다고 한다.

운동요법으로는 하루 1~2시간 정도로 신체에 활력을 불어 넣어주는 전신운동이 매우 효과적이나, 과격한 운동은 삼가 해야 하며, 절식을 하다 보면 초기에는 자연히 체력이 떨어지게 되는데, 운동은 바로 그러한 점들을 보완하여 오랫동안 지속하면 강인한 체력을 길러준다. 금강산도 식후경이라는 옛말에서도 먹는 즐거움을 강조하였다. 그러나 배불리 먹고서는 그 신비한 금강산을 관람하는 즐거움을 누릴 수가 없다. 적당히 라는 말이 쉬운 말이 아니다. 항상 그 상황에서 "중용"을 취하자는 것이다. 결국

이 "중용의 건강철학"만이 자신을 과욕에서 벗어나게 하여 심신을 건강으로 이끌어 줄 것이다.

◈ 참고문헌

건강의 방주, 만성병 시대(오장근 저, 도서출판 예찬)
전해 환원수(시라하타 사네타카 / 카와무라 무네노리 공 저, 어문각)
미네랄 환원수(하야카와 히데오 저, 동관 미디어)
환원수로 암을 이긴다(하야카와 히데오 저, 이원복 / 한 건윤 편저, 두원 출판)

20년 당뇨, 이렇게 극복했다! [큰글자도서]

발 행 일 : 2010년 3월 8일
지 은 이 : 김태호
발 행 처 : BF북스
발 행 인 : 김동복
주 소 : 서울시 성동구 아차산로17길 57 일신건영휴먼테코 1203호
전 화 : 02)3426-7511
팩 스 : 02)3426-7502
전자우편 : kbraille@naver.com
홈페이지 : www.kbraille.net

ISBN 978-89-93793-79-6

잘못된 책은 바꾸어 드립니다. 값은 뒤표지에 있습니다.